Univ.-Prof. Dr. med. Heinrich Resch
Univ.-Prof. Dr. med. Harald Dobnig
Mag. Petra Iglseder

Osteoporose

- Ursache
- Vorbeugung
- Therapie

VERLAGSHAUS DER ÄRZTE

Krause & Pachernegg GmbH

Wien, 1. Auflage 2004

ISBN 3-901488-49-9

Umschlag, Layout & Satz: Andrea Malek, malanda-buchdesign, Graz
Projektbetreuung: Hagen Schaub
Druck & Bindung: Medienfabrik Graz

Printed in Austria

Hergestellt mit freundlicher Unterstützung von Aventis Pharma.

Zum Geleit

Osteoporose ist mittlerweile eine echte Volkskrankheit, und immer mehr Menschen sind und werden davon betroffen sein. Die Weltgesundheitsorganisation WHO zählt die Osteoporose zu den weltweit zehn bedeutendsten Krankheiten.

Durch unglaubliche Fortschritte in der Medizin und eine zunehmend höhere Lebenserwartung steigert sich auch der Wunsch nach einem in jeder Hinsicht erfüllten Leben, nach Leistungsfähigkeit und danach, aktiv und gesund bis ins hohe Alter zu bleiben. Dies ist gleichzeitig der Anfang eines neuen Weges in das 21. Jahrhundert, in dessen Zentrum die „Eigenverantwortung jedes Einzelnen" und „Vorsorge statt heilen" stehen. Voraussetzung dafür ist aber der aufgeklärte und mündige Mensch und Patient. Dies verlangt unter anderem eine Beschäftigung mit dem eigenen Körper, mit dem Ziel eines „gesunden Lebens" als oberstes Prinzip und nicht nur, um Krankheiten zu vermeiden.

Natürlich kann kein Buch den Kontakt und das Gespräch mit dem Arzt ersetzen. Aber es kann Ihnen – wie in diesem Fall – Aufschluss über die richtige Ernährung, sinnvolle körperliche Bewegung, hervorragende Tipps zur Vorbeugung geben und damit den Weg zu einem gesunden Leben mit „starken Knochen" aufzeigen. Es gibt Ihnen weiters Tipps zur Früherkennung und stellt die Symptome so klar dar, dass dadurch die Krankheit rechtzeitig erkannt und damit eine echte Heilung herbeigeführt werden kann. Darüber hinaus liefert dieses Buch auf hervorragende und leicht verständliche Art und Weise einen kompletten Überblick über alle Therapiemöglichkeiten und Behandlungsmethoden – von medikamentösen Therapien bis zu Begleitmaßnahmen.

Wie schon eingangs erwähnt, und man darf nicht müde werden, dies zu wiederholen, ist die Osteoporose eine echte Volkskrankheit, die in Österreich, aber auch weltweit sowohl von großem persönlichen Leid der Betroffenen gekennzeichnet ist als auch gleichzeitig große volkswirtschaftliche Auswirkungen hat. Umso bedeutender ist es, dass dieses

ausgezeichnete Buch es einer breiten Öffentlichkeit von Journalisten bis zu medizinisch interessierten Laien erlaubt, sich optimal zu informieren. Gleichzeitig werden aufgeklärte mündige Patienten unterstützt, um zu emotional befriedigenden Therapieergebnissen und effizienten medizinischen Heilungen kommen zu können.
Dieses Buch will Sie also dazu anregen, noch mehr Gesundheitsbewusstsein zu entwickeln, sich frühzeitig der Vorbeugung zu widmen, und Ihnen Hinweise geben, wann Sie unbedingt zum Arzt gehen sollten. Es ist kein Selbstbehandlungsbuch, sondern eine außergewöhnliche Quelle der Information.
Entscheidend für die Qualität und den sicheren Erfolg dieses Buches sind aber wie immer die Menschen/Autoren, die dahinter stehen. Prim. Univ.-Prof. Dr. Heinrich Resch und Univ.-Prof. Dr. Harald Dobnig sind weit über Österreich hinaus als Kapazitäten auf dem Gebiet der Osteoporose-Behandlung bekannt und anerkannt. Es ist mir daher eine große persönliche Freude und Auszeichnung, dieses Geleitwort schreiben zu dürfen. Ich wünsche allen Leserinnen und Lesern genauso viel Freude und Erkenntnissse beim Lesen, wie ich sie selbst gewinnen konnte.

Mit freundlichen Grüßen

Univ.-Prof. Dr. Siegfried Meryn

Vorwort

Feste Knochen – ein Leben lang

Osteoporose ist eine von Pharmaunternehmen erfundene Volkskrankheit, eine Behandlung frühestens nach einem Knochenbruch sinnvoll – diese Kernsätze wurden vor kurzem im Rahmen einer Marketingkampagne veröffentlicht. Die Aussagen sind nicht nur eine Ohrfeige für alle Osteoporose-Betroffenen, sondern auch ein Schlag ins Gesicht für das Ansehen von Ärzten, Wissenschaftlern und ehrenamtlich tätigen Patientenorganisationen, die sich seit Jahrzehnten bemühen, sachliche und medizinisch kompetente Aufklärungsarbeit zu betreiben.

Es ist eine belegbare Tatsache, dass rund ein Drittel aller Frauen über 60 vom Knochenschwund betroffen sind, viele Frauen über 80 haben zumindest eine Wirbelkörperdeformierung im Laufe ihres Lebens erlitten, ein Umstand, dem man auf vielen Ebenen entgegenwirken kann, denn die Jahre der diagnostischen und therapeutischen Ohnmacht scheinen vorüber zu sein. Die Früherkennung des Knochenschwundes, einerseits ermöglicht durch neue technische Entwicklungen und Erfolg versprechende Behandlungsstrategien andererseits, beinhaltet erstmals die Möglichkeit, Osteoporose wirksam entgegentreten zu können.

Dieses Buch soll Betroffenen helfen, Antworten auf die häufigsten Fragen dieser komplexen Erkrankung zu finden. Größeres Verständnis für die Krankheit wird speziell dort wichtig sein, wo es darum geht, eine Therapie über viele Jahre durchzuhalten. Und wer schon weiß, dass er zum gefährdeten Personenkreis gehört, will vielleicht mehr über die Vorbeugung des Knochenschwundes wissen – hier erfahren Sie es. Dieser Ratgeber ist letztendlich als Ergänzung zu den Informationen Ihres Arztes gedacht, der Sie eventuell auf die Wichtigkeit des einen oder anderen Kapitels aufmerksam machen wird.

Das Ziel der frühzeitigen Therapie und den Einsatz präventiver Maßnahmen unterstützt ebenfalls der Bundesselbsthilfeverband für Osteoporose e. V. mit seinen 17.000 Osteoporose-Betroffenen. Viele ehrenamtliche Helfer sind kontinuierlich im Einsatz, um Aufklärungsarbeit zu betreiben. Denn niemand sonst als die Betroffenen selbst weiß besser, was es bedeutet, starke Schmerzen und Bewegungseinschränkungen zu erfahren, wenn der Knochen bricht. Osteoporose ist eine der wenigen Erkrankungen, bei der durch frühzeitiges Handeln erfolgreich eingegriffen werden kann. Dieser Ratgeber bietet Hilfe zur Vorbeugung von Osteoporose und zeigt Wege auf, wie im Frühstadium bei aktivem Handeln zur Verhinderung von Knochenbrüchen beigetragen werden kann.

Univ.-Prof. Dr. Heinrich Resch
Univ.-Prof. Dr. Harald Dobnig

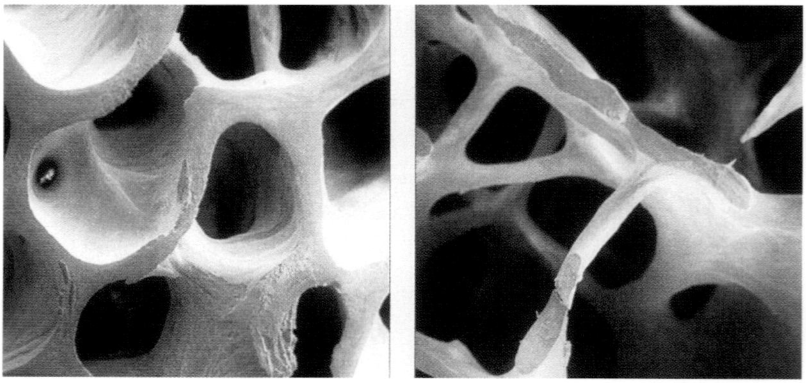

Abnahme der Knochendichte bei Osteoporose (links: gesunder Knochen; rechts: osteoporotischer Knochen).

Inhaltsverzeichnis

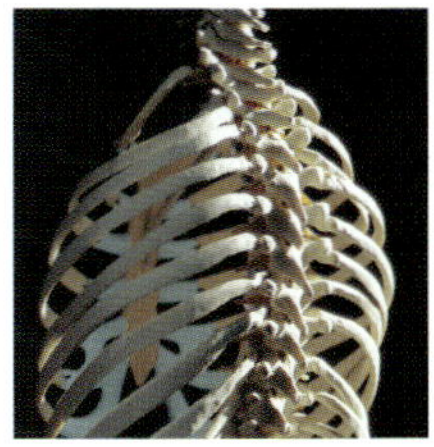

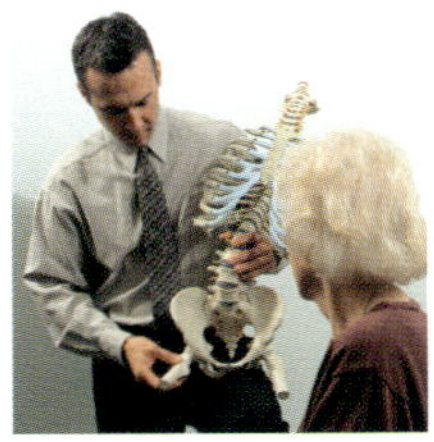

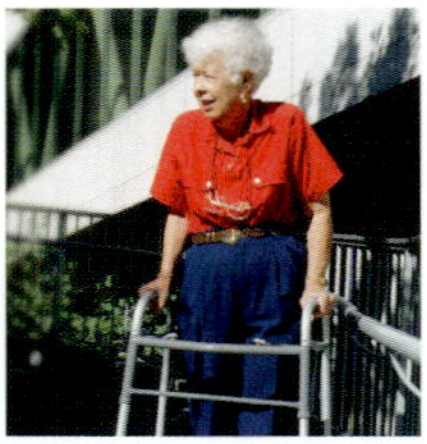

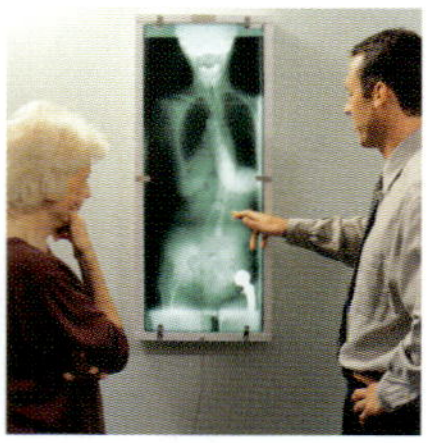

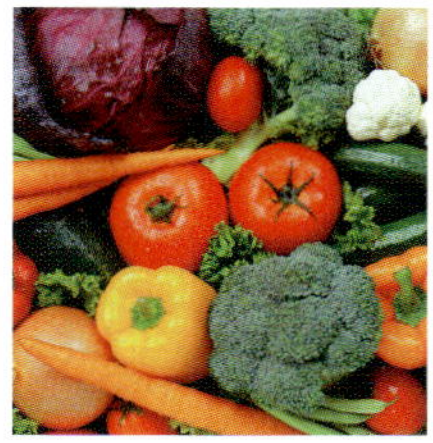

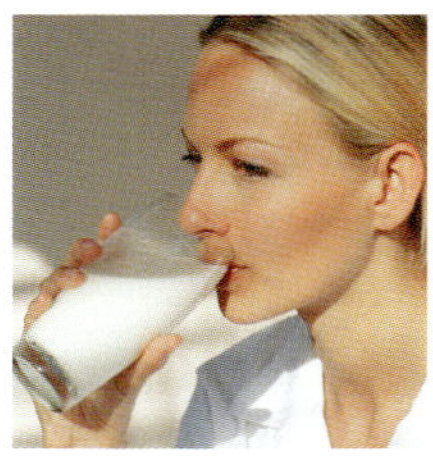

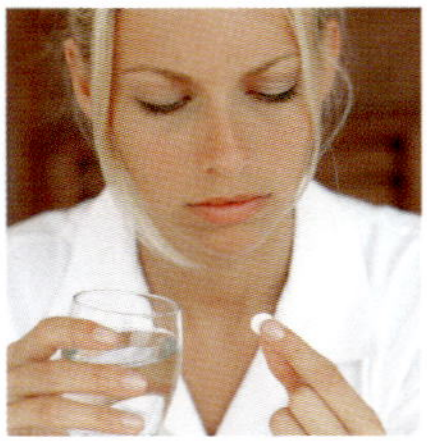

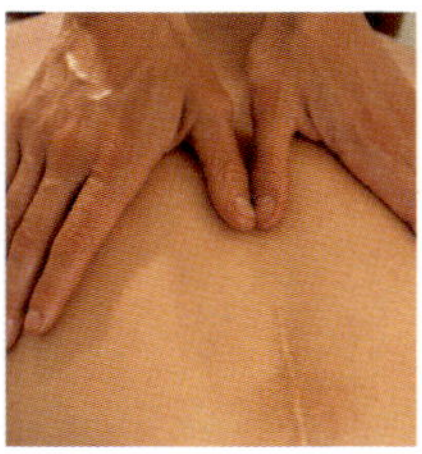

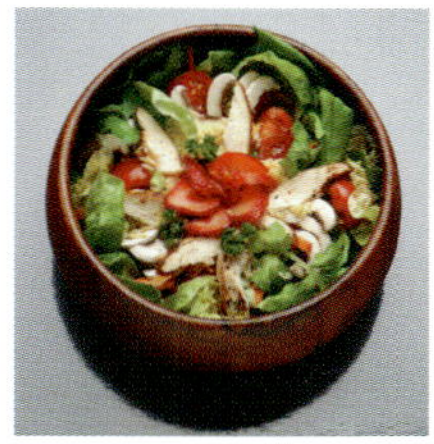

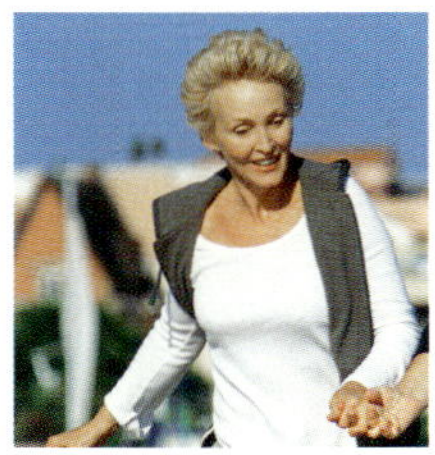

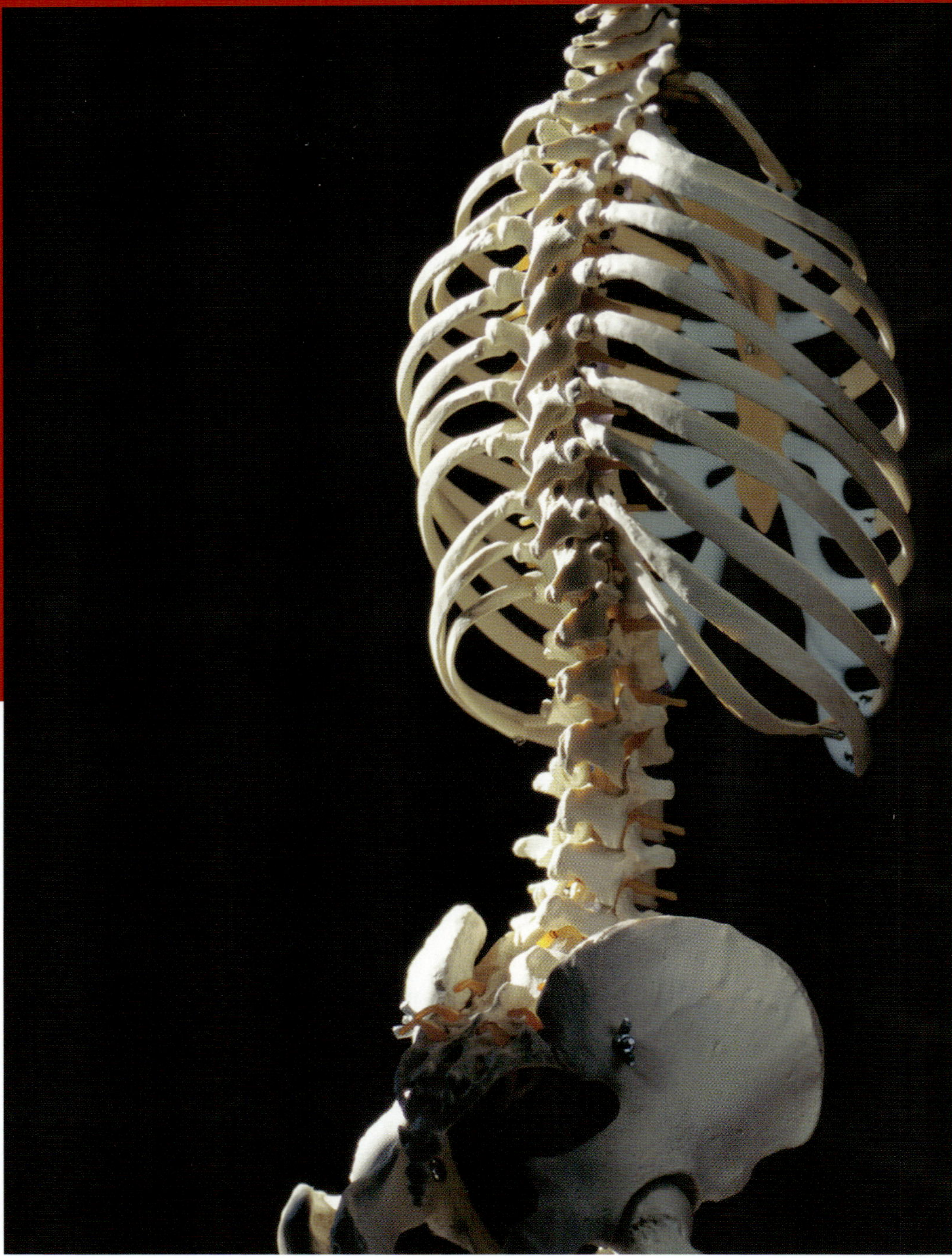

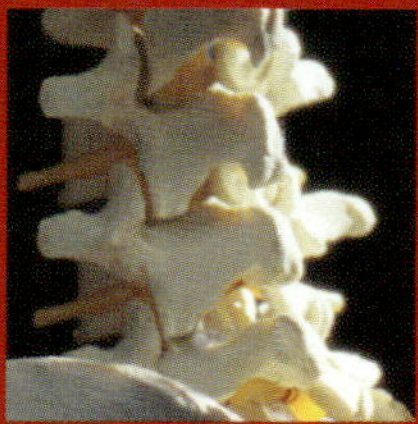

Der Knochen – ein Multitalent

Das Skelett eines neugeborenen Menschen besteht aus mehr als 300 Knochen bzw. Knorpeln. Nach und nach wachsen die Knochen teilweise zusammen und werden so immer stabiler und belastbarer. Ein erwachsener Mensch verfügt nur noch knapp über 200 Knochen, die über Gelenke oder Fugen miteinander verbunden sind.

Was uns stützt und schützt

Aber das menschliche Skelett trägt uns nicht nur sicher durch die Welt und gleicht so manchen „Fehltritt" aus, es beschützt auch unsere Organe: Herz und Lunge liegen zum Beispiel sicher in unserem Brustkorb, und der Schädel bewahrt unser Gehirn vor Verletzungen. Und natürlich stecken im Knochenmark die lebensnotwendigen Blutzellen. Das erklärt auch, warum die Kochen so stark durchblutet sind.

Ganz nebenbei tragen wir auch unsere Mineralbank ständig mit uns herum: 99 % des Kalziums, 85 % des Phosphats und 60 % des Magnesiums sind in den Knochen gespeichert.

Haben Sie gewusst …
… dass unser Skelett drei- bis viermal in unserem Leben vollkommen erneuert wird?

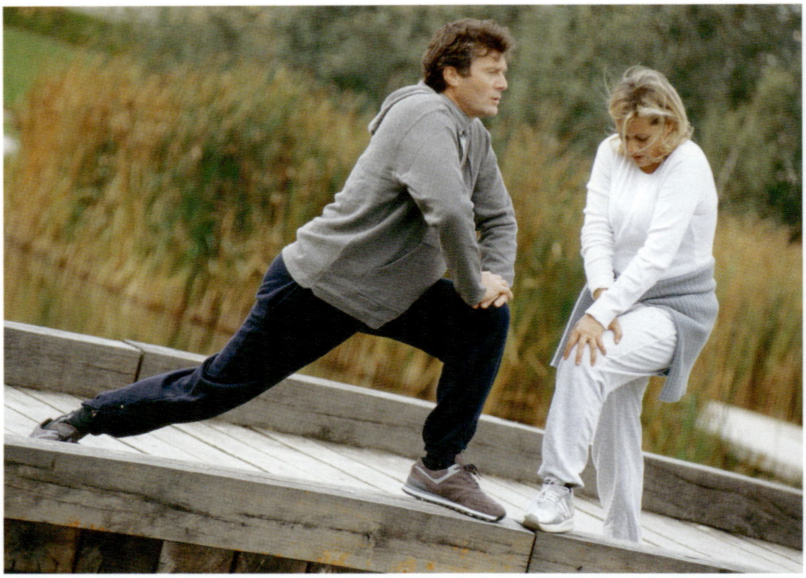

Nährstoffspeicher Skelett

Diese Spitzenwerte hat man nicht von Anfang an. Das Skelett eines Neugeborenen enthält etwa zwei- bis dreihundert Gramm Kalzium. Etwa bis zum siebenten Lebensjahr wird täglich etwa ein Zehntelgramm zusätzlich eingebaut. In der Pubertät werden dann Werte von täglich vier Zehntelgramm erreicht! Mit einer kleinen Einschränkung: Mädchen legen nicht so viele Knochenbausteine zu. „Schuld" daran ist das männliche

Warum Kalzium so wichtig ist:

Viele lebenswichtige Funktionen wie Herzschlag, Nervenfunktionen und Blutgerinnung hängen von einem ganz genauen Kalziumwert im Blut ab. Sinken die Werte unter eine bestimmte Grenze, schrillen sofort die körpereigenen Alarmglocken und ein Hilfsprogramm läuft an: Das lebensnotwendige Mineral wird aus dem Knochen gelöst und ins Blut transportiert. Täglich „verschwinden" so mehr als 400 Milligramm Kalzium aus dem Skelett. Rechnen Sie einmal nach: Für ein Jahr bedeutet das einen Abbau von 20 % der Knochensubstanz – wenn nicht gegengesteuert wird ...

Geschlechtshormon Testosteron. Aus diesem Grund bauen Männer etwa 30 bis 50 % mehr Knochenmasse auf. Das ist einer der wesentlichsten Gründe dafür, warum die Osteoporose vor allem Frauen betrifft.

Ein architektonisches Meisterwerk

Wenn man unsere Knochen einmal näher betrachtet, stellt man rasch fest: Für unser Skelett hätte die Natur einen Designerpreis verdient. Es ist nämlich nicht nur genial konstruiert, sondern auch bemerkenswert im Aufbau jedes einzelnen Knochens. Denn wir bewegen uns mit einem Gerüst, das es eigentlich gar nicht geben dürfte. Es ist gleichzeitig widerstandsfähig und elastisch! So muss beispielsweise der Fuß eines Erwachsenen eine Druckkraft von 450 kg aushalten – das ist immerhin fast eine halbe Tonne! Aber kurze, harte Schläge und Stöße, wie beim Springen und Schifahren, sollen ebenso elastisch abgefedert werden.

Wie so etwas geht? Möglich macht das ein Knochenaufbau, der im Wesentlichen aus elastischem Kollagen und festen kristallinen Materialien besteht. Im Bauwesen kennt man das als Prinzip der Spannbetonbauweise: die „Zweiphasenkomponente“. Dabei werden die elastischen Bauteile wie Seile lamellenförmig zusammengepackt, dazwischen wird Kalzium und Phospat als „Beton“ eingelagert. Wichtig ist dabei natürlich die richtige Mischung – und die ist immer noch so kompliziert zu entschlüsseln, dass die Wissenschaft den Cocktail aus Vitaminen, Mineralien, Enzymen und Hormonen bis heute noch nicht in allen Einzelheiten nachvollziehen kann.

Danke, Schwerkraft!

Dass unsere Knochen nicht schlappmachen, verdanken wir zum Teil der Schwerkraft. Weil der menschliche Körper durch die Schwerkraft zu Boden gezogen wird, müssen die Knochen ständig dagegenhalten und dafür sorgen, dass der Körper nicht in sich zusammenfällt. Und dieser ständige Druck regt unter anderem das Knochenwachstum an.

Stabil und ausgewogen

Wir sind für die verschiedenen Anforderungen des Lebens so gut gerüstet, weil sich die Natur unterschiedliche Bauformen der Knochen „ausgeknobelt“ hat. Manche, wie Oberschenkel und Oberarme, sind innen hohl wie eine Röhre und andere, wie die Wirbelknochen, die Ferse und der Oberschenkelhals, sind von ihrer Struktur her einem Schwamm vergleichbar, der von einer festen Hülle umgeben ist. Unter dem Mikroskop betrachtet könnte man bei dieser Knochenart viele kleine Knochenbälkchen erkennen, die auf den ersten Blick ziemlich ungeordnet wirken. Aber das Chaos hat Methode: Die Bälkchen sind exakt an die Belastungslinien angepasst! Je dichter die Verknüpfungspunkte der Bälkchen ausgebildet sind, desto belastbarer ist der jeweilige Knochen.

Geheimnissen auf der Spur

Aufgrund ihrer speziellen Struktur haben gesunde Knochen die Zugfestigkeit von Gusseisen und eine Tragkraft, die mit Granit vergleichbar ist.

Es ist erstaunlich, wie die Natur es verstanden hat, harte und sehr feste Materialien wie Knochen oder Zähne aus einer Mischung aus Proteinen, weich wie menschliche Haut, und Mineralien, spröde wie Schulkreide, erzeugen kann. Wissenschaftler des Max-Planck-Instituts für Metallforschung und der Österreichischen Akademie der Wissenschaften haben jetzt nachgewiesen, dass ein biologisches Material dann besonders fest und bruchsicher ist, wenn die darin enthaltenen Mineralteilchen in optimaler Größe und Form in die Bindegewebsstruktur eingebettet sind.

Knochen als Vorbild für Ingenieure

Geniale Konzepte werden und wurden schon immer gerne kopiert. Mit unserem Skelett ist es nicht anders. Ob Fernsehtürme, Brücken oder Krane – Konstrukteure und Architekten bauen fleißig Gebäude nach dem Prinzip unserer Knochen. Warum? Knochen sind gewichtsoptimiert und stabil! So baut man Krane und Brücken mit ähnlicher Struktur wie die

Warum ein Tritt aufs Schienbein so schmerzt

Jeder Knochen ist umgeben von einer Knochenhaut, die eine wichtige Aufgabe hat: Sie ist stark durchblutet und ernährt den Knochen, der selbst nur Blutgefäße im Inneren, im Mark, hat. So kann diese Haut Knochen reparieren – nach einem Bruch zum Beispiel. Außerdem hat sie viele Schmerznerven, ganz im Gegensatz zu den Knochen. Wenn also ein Knochenbruch weh tut, dann ist es die Knochenhaut, die die Schmerzen verursacht.

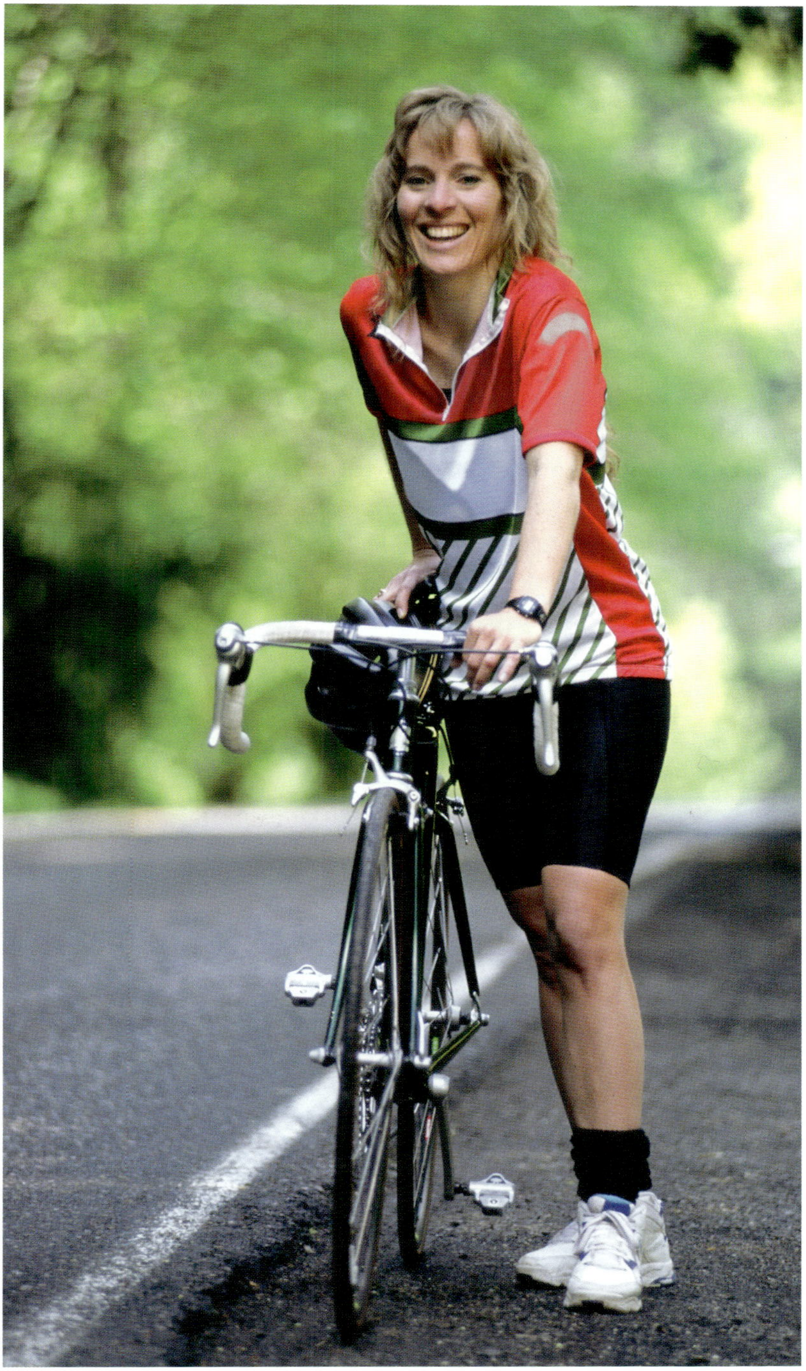

schwammartig strukturierten Knochen, bei denen die Belastung des Hauptträgers durch abstützendes filigranes Fachwerk abgefangen wird, Fernsehtürme aber wie Röhrenknochen – denn ein Rohr ist widerstandsfähiger als ein massiver Stab. Oder in der Autoindustrie: Deutsche Forscher entwickelten ein Computerprogramm, mit dem Autoteile virtuell nach dem Prinzip eines Knochens gefertigt werden können. Ob Motorhalterung oder Achsschenkel: Die Bauteile, die so am Rechner entstehen, sind bis zu einem Drittel leichter als herkömmliche Bauteile – aber genauso strapazierfähig.

Bautruppe arbeitet pausenlos

Drei bis vier Monate dauert der Umbauzyklus einer Bautruppe. Zuerst wird das Knochenstück innerhalb einer Woche bis zehn Tagen durch die Osteoklasten zerlegt, dann füllen die Osteoblasten die entstandene Lücke innerhalb von 90 Tagen wieder mit neuem Knochenmaterial auf. Wird aber zu wenig neuer Knochen gebildet, entsteht über die Jahre Osteoporose.

Eine permanente Baustelle

Unsere Knochen leben! Sie sind stark durchblutet, und es ist ständig etwas „los", im Grunde genommen geht es zu wie auf einer Baustelle.

Ein Baby, das auf die Welt kommt, besitzt nur wenige fertige Knochenteile, erst nach und nach werden die Knorpel umgewandelt. Das Knochenwachstum, das im Englischen auch als Modelling bezeichnet wird, ist zwar erst in der Pubertät abgeschlossen. Das heißt aber nicht, dass sich in unserem Gerüst dann nichts mehr tut. Ständig wird umgebaut und angepasst. In regelmäßigen Abständen wird die gesamte Knochensubstanz ausgetauscht – oder repariert, etwa wenn wir uns einen Knochen brechen.

Maurer und Mauerabreißer am Werk

Schon die alten Ägypter ...
... litten unter Osteoporose – wenn auch in weit geringerem Ausmaß als heute, das belegen 3000 Jahre alte Knochenfunde.

Damit das problemlos gelingt, gibt es einen speziellen Bautrupp in unseren Knochen, der diese Aufgabe übernimmt: die „Maurer" oder Osteoblasten und die „Mauerabreißer". Mediziner bezeichnen sie als Osteoklasten. Während die „Mauerabreißer" durch spezielle Enzyme den Knochen in wenigen Tagen auflösen und verdauen können, arbeiten die „Maurer" langsam über viele Wochen am Aufbau eines neuen. Für diesen Umbauprozess steht eine riesige Einheit an Bautrupps zur Verfügung. Nicht weniger als eine Million „Bautrupps" sind mit dieser Aufgabe beschäftigt.

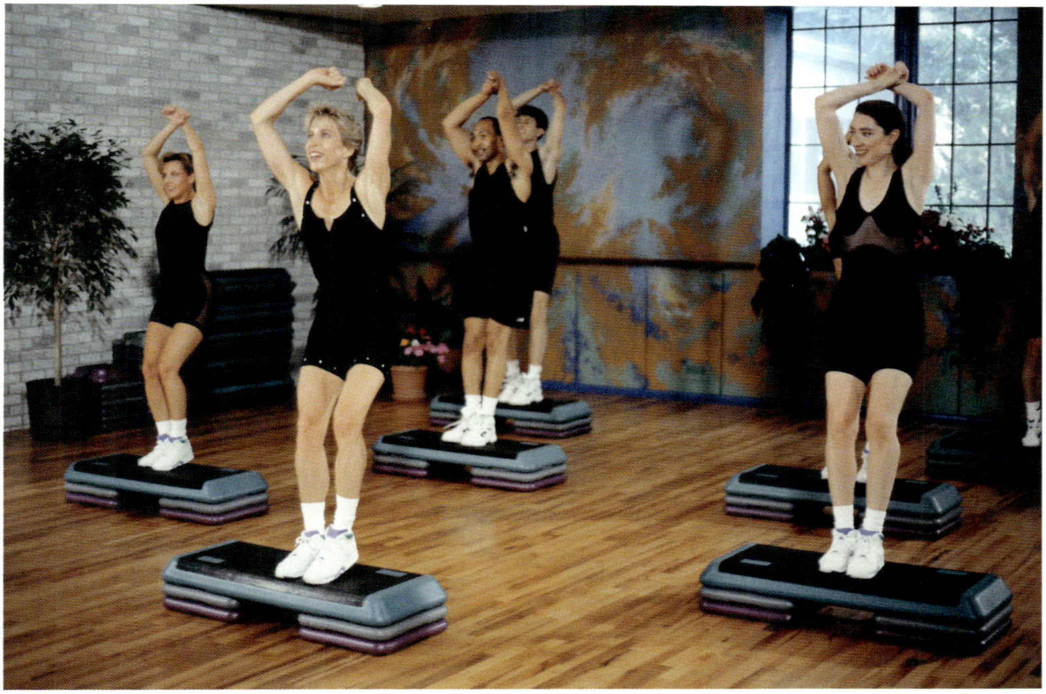

Die Fähigkeit des Knochens, auf unterschiedlichste Belastungen reagieren zu können, belegt sehr gut, wie „lebendig“ er ist. Ständig sind Bautrupps damit befasst, aufgebaute Wände umzureißen, da sich die Druck- und Zugverhältnisse fortwährend ändern. Neue Maurertrupps bauen wieder Wände in optimaler Mauerstärke und -neigung auf. Die Arbeit zwischen Maurern und Mauerniederreißern ist genau aufeinander abgestimmt, der eine weiß daher immer genau, wie schwer der andere arbeitet, und passt das eigene Arbeitstempo an.

„Ziel“ der Wachstumsphase ist es, durch das Zusammenwirken von Maurern und Mauerabreißern die Auflagen des vorgegebenen „Bauplanes“ zu erfüllen. Ein stabiles Skelett ist darüber hinaus vom organisierbaren Nachschub an Aufbaumaterialien wie Ziegel und Mörtel geprägt.

Die Ziegel symbolisieren die an sich weiche, fasrige Grundsubstanz des Knochens, die von den Maurern gebildet wird. Erst durch entsprechend bindenden Mörtel (Kalzium und Phosphat) können sie zu stabilen und kräftigen Mauern zusammengebaut werden.

Das Wort „Osteoporose" stammt aus dem Griechischen und bedeutet soviel wie „poröser, brüchiger Knochen".

Die maximale Knochendichte und was sie bedeutet

Wir altern, das ist nicht unbedingt eine neue Erkenntnis. Manchmal vergisst man aber, dass diese Tatsache auch auf unser Skelett zutrifft. Von der „Stunde null" bis in unsere Twens wachsen unsere Knochen ständig und ändern dabei Gestalt und Festigkeit. Zwischen 25 und 30 sind wir, zumindest was die Knochen betrifft, in Topform. Dann hat unser Skelett die so genannte „Peak Bone Mass" erreicht, die maximale Knochendichte. Von nun an zehren wir von unseren „Ersparnissen". Nach und nach wird Knochenmasse abgebaut. Etwa 1 % beträgt der Verlust pro Jahr. Nach der Menopause ist der Abbau noch dramatischer. Zwischen dem 40. und dem 70. Lebensjahr gehen im Durchschnitt 40 % der Knochenmasse verloren.

Schuld sind die Hormone ...

Eine wichtige Rolle in diesem Prozess spielen einmal mehr die Hormone. Im Unterschied zum Mann, der eine ungestörte Geschlechtshormonproduktion bis ins hohe Alter aufweist, ist die Zeit des weiblichen „Wechsels" geprägt vom Versiegen der Eierstockfunktion. Und das bedeutet: Auch Östrogen, das wichtigste weibliche Geschlechtshormon, fällt nach und nach aus. Diesen Umstand versucht die Hirnanhangdrüse durch eine Steigerung anderer Hormone, die quasi „einspringen" sollen, vergeblich

Info

Knochenfunde legen die Vermutung nahe, dass nur wenige Menschen vor etwa 40.000 Jahren 30 bis 40 Jahre alt wurden. Frauen erlebten die Wechseljahre erst durch die Errungenschaften der modernen Wissenschaft. Ob die Natur von vornherein das Versiegen der hormonellen Eierstockfunktion im Falle einer längeren Lebenszeit vorprogrammiert hat, ist offen, wenngleich der Vorgang sehr sinnvoll ist. Nur durch einen definitiven Verlust der Fruchtbarkeit kann die Frau im fortgeschrittenen Alter vor den etwaigen Folgen einer Schwangerschaft geschützt werden. Dabei war es gleichgültig, wie viele weitere Jahre die Frau in hormoneller Wartezeit verbringen könnte oder welche gesundheitlichen Nachteile damit verbunden sein würden. Oder, um es anders, dabei aber nicht schöner auszudrücken: Die Frau hatte ihre Schuldigkeit, weiteren Fortbestand zu sichern, mit Eintritt in die unfruchtbare Phase eingelöst, was dann folgte, sollte nur noch für sie selbst von Belang sein.

Osteoporose-Folgen

Wirbelkörpereinbrüche führen zu Rundrücken, meist chronischen Schmerzzuständen und zu einem Verlust an Körpergröße. Brüche von Speiche und Oberschenkelhals gehören ebenfalls zu den häufigen Folgen des Knochenschwundes.

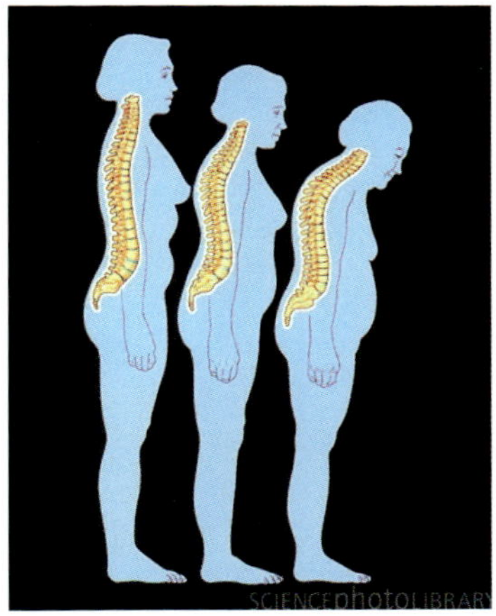

auszugleichen – der Knochenumbau wird ordentlich angeheizt. Die Mauerabreißer werden aktiv und legen sozusagen Extraschichten ein. Und damit beginnen auch die Maurer zu arbeiten, um den drohenden Flurschaden zu verhindern. Aber das harte Arbeiten der Maurer gestaltet sich so erfolglos, wie etwa das Errichten einer Sandburg bei Flut. Stützmauer um Stützmauer bricht ein, und der Knochen verliert an Fundament. 3 bis 4 % der gesamten Knochenmasse gehen verloren!

Die hektische Schadensbegrenzung hört aber nach und nach auf, irgendwann versehen nur noch wenige Maurer und Mauerabreißer ihren Dienst. Aber auch dann ist eine jährliche Verlustrate an Knochen zu beobachten, auch wenn sie sich langsamer vollzieht. Zu den Verlusten an den Wirbelkörpern gesellen sich jetzt auch noch solche an anderen Knochen, wie Speiche und Oberschenkelhals, die hauptsächlich zu Verdünnungen der härteren Knochenrinde führen.

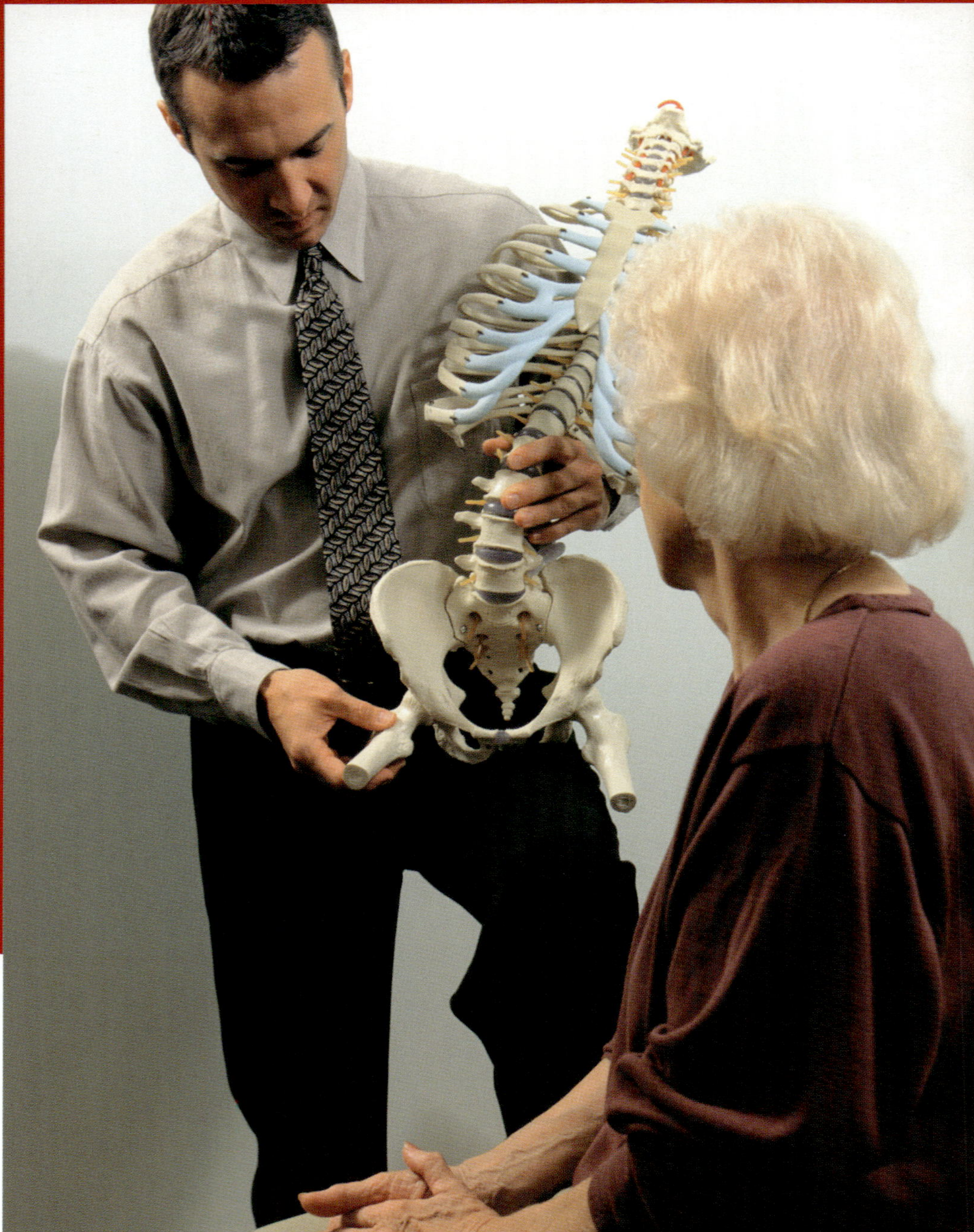

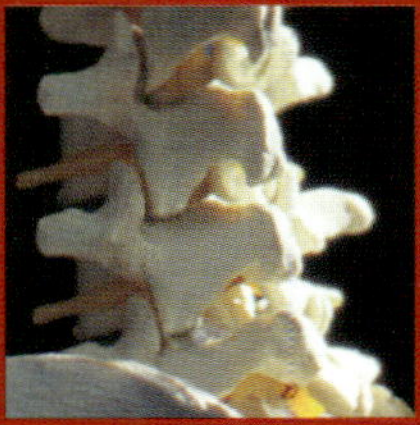

Osteoporose – was ist das eigentlich?

Dass Knochen nach dem 35. Lebensjahr langsam an Festigkeit und Dichte verlieren, ist eigentlich eine normale Erscheinung. Bei der Osteoporose aber ist der Schwund besonders deutlich ausgeprägt. Experten erklären es so: Osteoporose ist eine Störung des Knochenstoffwechsels, sie lässt Knochenmasse schwinden, verändert den Aufbau der Knochen und verringert ihre Stabilität. So können selbst bei kleinen Unfällen oder sogar scheinbar ohne Anlass Knochenbrüche auftreten. Eine behandlungsbedürftige Osteoporose liegt nach der Definition der Weltgesundheitsorganisation WHO dann vor, wenn der Knochendichtewert mehr als 2,5 Standardabweichungen vom Messwert im Vergleich zu einer jugendlichen Normgruppe nach unten abweicht.
Etwa 500.000 Menschen leiden allein in Österreich unter Osteoporose, etwa ein Drittel aller Frauen nach dem Wechsel ist davon betroffen.

Leid und Kosten

Die Osteoporose stellt weltweit ein wachsendes volkswirtschaftliches Gesundheitsproblem dar, das mit einem enormen Leidensdruck für die Betroffenen verbunden sein kann.
Mehr als 12.000 Menschen (davon etwa 8000 Frauen) erleiden jährlich in Österreich einen Oberschenkelbruch, die meisten davon sind auf Osteoporose zurückzuführen. Ganz zu schweigen von der Vielzahl von Wirbelbrüchen und Unterarmfrakturen, die auf das Konto des „Knochenräubers"

gehen. Die Kosten, die durch diese Krankheit jährlich entstehen, sind enorm. Ungefähre Schätzungen in den USA gehen von einer jährlichen Gesamtsumme von 100 Milliarden Dollar aus.

Die Folgen der Osteoporose können für die Betroffenen verheerend sein – Deformationen, Schmerzen und Bewegungseinschränkungen durch die Knochenbrüche bis hin zur Bettlägerigkeit und frühzeitigem Tod.

Die Gesamtzahl der osteoporosebedingten Frakturen innerhalb der EU liegt bei mehr als einer Million pro Jahr. Die Kosten für Versorgung und Spitalsaufenthalt nach einer Oberschenkelhalsfraktur betragen allein in Österreich zur Zeit etwa 12.000 Euro. Bei 14.000 Schenkelhalsfrakturen jährlich resultieren daraus jährliche Kosten von 160 Millionen Euro. Kalkuliert man dazu noch die Kosten der Remobilisation, verdreifacht sich diese Zahl.

Osteoporose – nur eine Erfindung?

Ein Umstand, den so mancher Experte ganz anders sieht. Innerhalb der Ärzteschaft gibt es einige kritische Stimmen gegen den derzeitigen Wissensstand und die allgemein angewendeten Diagnoseverfahren und Therapieansätze. Es gäbe nach diesen Stimmen Folgendes zu bedenken:

- Der Knochenabbau ist ein altersabhängiger, physiologischer Prozess – sein Ausmaß ist einfach individuell unterschiedlich. Die Grenze zwischen altersentsprechendem Knochenverlust und krankhaftem sei nur für die jeweilige Person und kaum generell zu ziehen.
- Die steigende Zahl an diagnostisch-röntgenologischen Untersuchungen diene vor allem dem Bankkonto der Ärzte und weniger den Betroffenen. Denn in vielen Fällen sei durch diese Untersuchungen eigentlich keine exakte Diagnose oder Prognose möglich.
- Die Wirksamkeit der medikamentösen Strategien sei nicht so zweifelsfrei bewiesen und auch nicht so effektiv, wie das die Anbieter der Medikamente gerne verlautbaren.
- Es wäre in jedem Fall sinnvoll, vermehrte Aufmerksamkeit in die Vermeidung von Stürzen alter Menschen zu investieren – also das Lebensumfeld älterer Menschen möglichst sturzsicher zu gestalten.

Auch wenn diese Argumente teilweise nachvollziehbar sind, darf Osteoporose nicht zur Modeerscheinung degradiert werden. Dafür gibt es zu viele von Leid und Schmerz Betroffene.

Sorgen Sie rechtzeitig vor!

Eine Osteoporose mit Knochenbruch kann nicht mehr „geheilt" werden. Ab diesem Zeitpunkt geht es vor allem darum, weitere Brüche zu verhindern. Lassen Sie es nicht so weit kommen! Schützen Sie sich und besprechen Sie mit Ihren Ärzten die nötigen Vorsorgestrategien!.

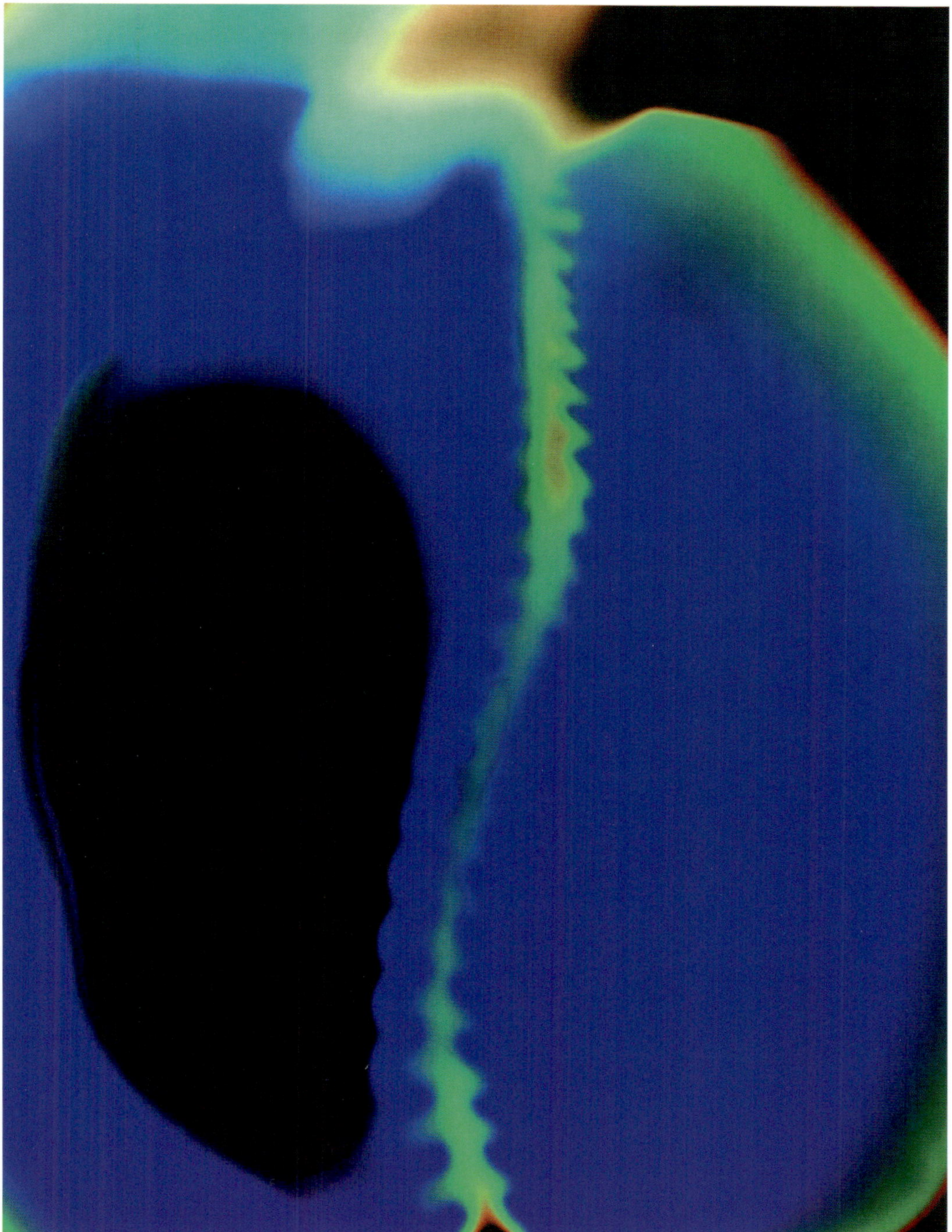

Sparen Sie auf Ihrem Knochenkonto!
Je höher die in der Jugend erworbene Knochendichte, desto geringer das Risiko, im Alter einen osteoporotisch bedingten Knochenbruch zu erleiden.
Ermuntern Sie Ihre Kinder also dazu, täglich nach Herzenslust zu hüpfen und zu springen! Damit erhöht sich das „Knochenkonto", und der Knochenabbau im Alter wird weniger ernste Folgen haben.

Unerwartet und überraschend?

Wie kommt es zu einer Osteoporose? Einfach ausgedrückt: Die Knochenmassebilanz war über viele Jahre hinweg negativ. Die Krankheit bleibt lange unbemerkt, bis plötzlich ein Bagatelltrauma, ein heftiges Niesen oder Husten einen Knochenbruch zur Folge haben kann. Die schwerwiegendsten Folgen sind Hüft- und Oberschenkelhalsbrüche, gefolgt von Rippen-, Wirbel- und Unterarmfrakturen.

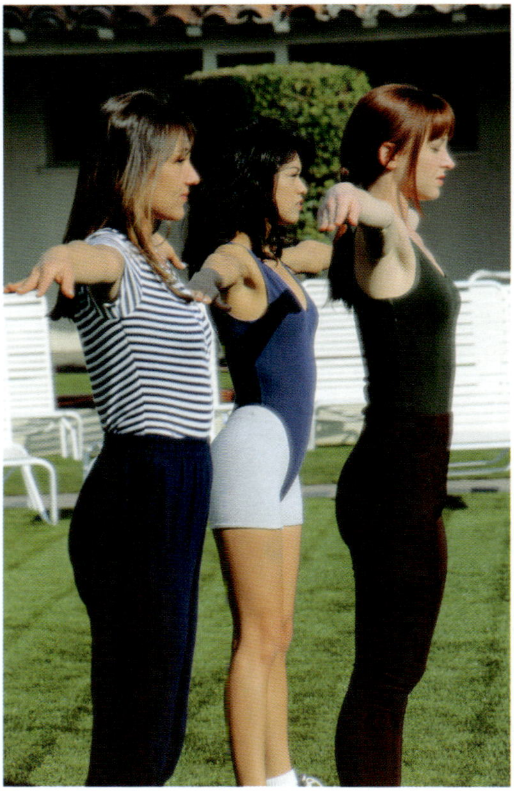

Die Körpergröße kann dabei bis zu 30 cm abnehmen und der Rücken wird immer krummer. Der „Witwenbuckel", wie er im Volksmund genannt wird, ist ein deutliches äußeres Zeichen für eine fortgeschrittene Osteoporose. Dazu kommt oft Angst, zu stolpern oder hinzufallen, Depressionen, Unbeweglichkeit und Muskelschwund – ein Teufelskreis, den man nur mit Hilfe durchbrechen kann. Übrigens: Auch Männer können daran leiden, und zwar in steigendem Maße.

Welche Knochen es zuerst trifft

Wer von einer Osteoporose betroffen ist, muss nicht befürchten, dass plötzlich alle Knochen gleichermaßen leicht brechen. Es gibt so etwas wie neuralgische Stellen, „wunde" Punkte, die es zuerst trifft. Das sind die schwammartig aussehenden Knochen. Der

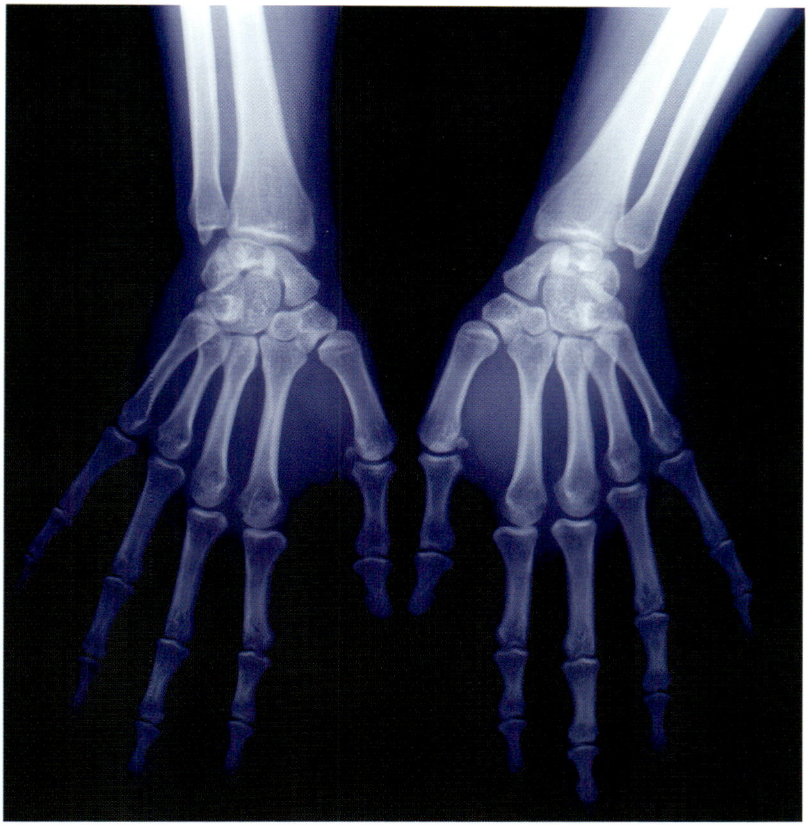

Grund dafür ist, dass sie die meiste Angriffsfläche für die Maurer und Mauerabreißer bieten. Schwammartig strukturierte Knochen wie die Wirbelkörper, Hüfte, Rippen, Handgelenke und Fersenbeine werden fünfmal schneller abgebaut als die kompakte Knochenrinde der so genannten Röhrenknochen.

Nicht die Knochenmasse allein entscheidet

Brüchige Knochen sind zwar der Hauptfaktor für die Entstehung einer Osteoporose – aber längst nicht der alleinige Grund. Japanische Frauen etwa haben eine viel niedrigere Knochendichte und eine geringere Kalziumaufnahme als beispielsweise Amerikanerinnen, trotzdem ist die Zahl der Oberschenkelhalsbrüche in Japan zweieinhalbmal niedriger als in den USA.

Was einen minderwertigen Knochen ausmacht

Die Knochendichtewerte sind extrem schlecht, und trotzdem bleiben viele Frauen bruchfrei – das gibt es also. Über 80-jährige Frauen haben fast alle Werte, die einer Osteoporose entsprechen, trotzdem erleiden nicht alle einen Oberschenkelhalsbruch. Was also macht einen „minderwertigen" Knochen aus? Es müssen in der Regel drei Abweichungen gleichzeitig vorliegen, damit es dazu kommt:

- eine erniedrigte Knochendichte,
- eine minderwertige Knochensubstanz,
- mangelhafte Reparaturmechanismen,
- in aller Regel ein Sturz auf die Hüfte.

Täglich brechen winzig kleine Knochenbälkchen 1000fach – ohne dass wir es spüren. Diese so genannten Mikrofrakturen müssen rasch und vollständig repariert werden, sonst drohen selbst bei normaler Knochendichte große Frakturen.

Die Gründe, warum der Knochen sich selbst nicht (mehr) so gut heilen kann, sind vielfältig:

- Mangel an Baustoffen,
- Mangel an Vitaminen,
- Alterung der Knochenzellen,
- Muskelschwund,
- verminderte körperliche Betätigung,
- Bettlägerigkeit,
- Chemotherapie,
- Durchblutungsstörungen,
- Hormonstörungen,
- Strahlentherapie.

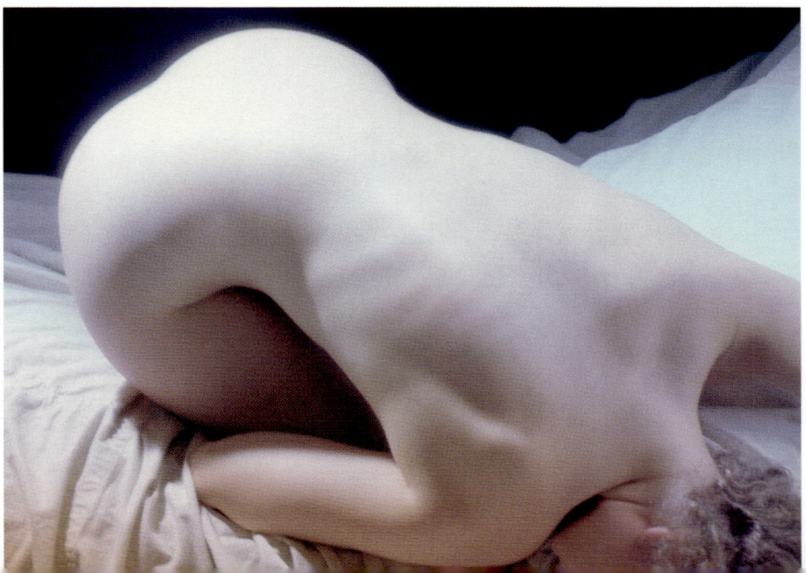

Für eine zukünftige Behandlung ist es also wichtig, nicht nur die Knochendichte zu erhöhen, sondern auch die Qualität und die Reparaturtrupps zu aktivieren.

Risikofaktoren der Osteoporose

Noch vor wenigen Jahren wurde die Diagnose „Osteoporose" erst gestellt, wenn die Betroffene mit einem schmerzhaften Knochenbruch zum Arzt kam. Heute hat die Medizin enorme Fortschritte in Früherkennung und Diagnostik gemacht. So kommt man der tückischen Krankheit nicht nur schneller auf die Spur, man kann sich auch in einem viel umfassenderen Ausmaß vor ihr schützen, denn man kennt eine große Zahl an Risikofaktoren.

Knochenbrüchigkeit ist kein Schicksal

Osteoporose ist nicht plötzlich und aus heiterem Himmel da. Es gibt viele ererbte und viele erworbene Faktoren, die alle zusammengenommen zu dieser Krankheit führen. Und: Knochenschwund ist kein Schicksal, denn man kann viel dazu tun, um sich zu schützen!
Obwohl die Wissenschaft mittlerweile viele Auslöser der Krankheit kennt, gibt es einige Betroffene, die unter Osteoporose leiden, obwohl keiner der Risikofaktoren auf sie zutrifft. Dann spricht man von einer idiopathischen Osteoporose. Der umgekehrte Fall kommt genauso vor. Es gibt viele Risikofaktoren, aber keine Erkrankung – in diesem Fall ist eine regelmäßige Kontrolle wichtig und sinnvoll.

Risikofaktoren, die man nicht beeinflussen kann

Die wichtigsten Auslöser für eine Osteoporose sind gut bekannt. Neben einer niedrigen Knochendichte und einer schlanken, grazilen Figur ist vor allem steigendes Alter und eine familiäre Vorbelastung für die Krankheitsentstehung entscheidend. Diese Faktoren hat man „gratis" mitbekommen, und sie sind nicht oder nur schwer zu beeinflussen.

Abstammung

Sowohl die Knochendichte als auch die Knochenverlustrate sind genetisch vorprogrammiert. So sind Farbige nur selten von dieser Krankheit

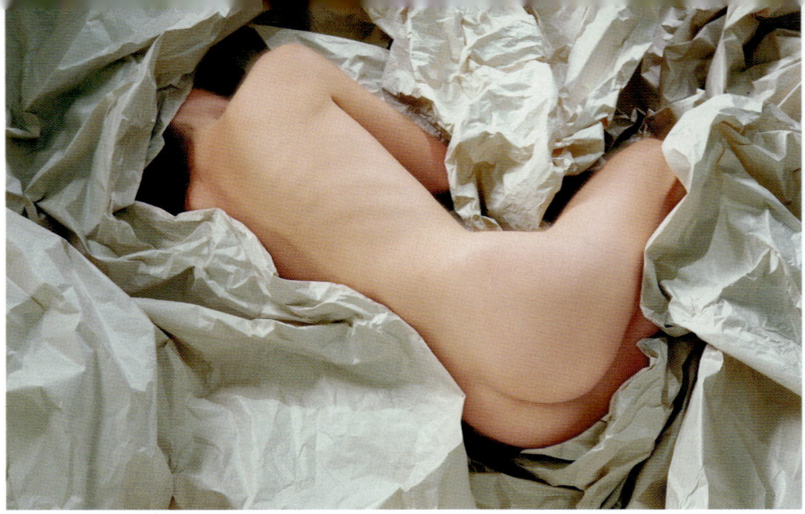

betroffen, nordeuropäische hellhäutige Frauen und Asiaten dagegen häufiger.

Geschlecht und Alter

Alter geht uns an die Knochen – und das nicht nur im sprichwörtlichen Sinn. Denn etwa ab dem 35. Lebensjahr beginnt der genetisch festgelegte Knochenschwund. Bei Frauen stärker als bei Männern. Sobald die Östrogenproduktion nach der Menopause versiegt, schwindet die Knochensubstanz schneller. Bei Männern steigt das Bruchrisiko erst ab dem 75. Lebensjahr an.

Der Grund dafür ist, dass bei Menschen ab etwa 60 Jahren die Vitamin-D-Versorgung deutlich verringert ist. Untersuchungen zeigen, dass etwa 60 % der älteren Bevölkerung und 70 bis 100 % der Bewohner von Altersheimen nicht ausreichend mit Vitamin D versorgt sind. Der Grund dafür liegt vermutlich darin, dass sich ältere Menschen seltener im Sonnenlicht aufhalten. Es wird auch viel zu wenig Vitamin D mit der Nahrung aufgenommen. Die Fähigkeit der Haut, Vitamin D zu produzieren, lässt mit zunehmendem Alter ebenfalls nach.

Warum Vitamin D so wichtig ist:
Weil der Einbau des Kalziums in das Knochengewebe mit Hilfe von Vitamin D erfolgt.

Nährstoffe werden nicht mehr so gut aufgenommen. Auch andere wichtige Mikronährstoffe werden nur unzureichend mit der Nahrung zugeführt. Viele dieser Mikronährstoffe werden bei älteren Menschen zudem schlechter vom Körper aufgenommen. Vieles wird ungenutzt wieder ausgeschieden.

Familiengeschichte

Erkundigen Sie sich in Ihrer Verwandtschaft nach Osteoporose-Fällen. Wenn Ihre Mutter oder andere nahe Verwandte darunter gelitten haben, ist das Risiko für Sie, an Osteoporose zu erkranken, besonders hoch, denn eine familiäre Osteoporose-Häufung gehört zu den wichtigsten Risikofaktoren. Mit Beginn der Wechseljahre lässt die Produktion der Geschlechtshormone Östrogen und Progesteron nach. Schließlich stellen die Eierstöcke die Produktion ganz ein. Der dadurch verursachte Hormonmangel ruft die Mauerabreißer verstärkt auf den Plan. Die Folge ist ein Verlust von Knochenmasse. Daher gilt auch: Je früher die Wechseljahre eintreten, umso negativer wirkt sich das auf den Stoffwechsel der Knochen aus. Werden Gebärmutter und Eierstöcke durch eine Operation entfernt, so kommt die Östrogenproduktion abrupt zum Stillstand, der Körper ist ganz plötzlich in den Wechseljahren – mit allen Nachteilen für die Knochen.

Frauen, die weniger als vier Stunden pro Tag auf den Beinen sind, haben nach einer Studie des New England Journal of Medicine ein doppeltes Osteoporose-Risiko.

Risikofaktoren, die man beeinflussen kann

Gerade wenn nur schwer beeinflussbare Risikofaktoren vorliegen, sollte man dort ansetzen, wo man selbst etwas beitragen kann, um die Krankheit zu verhindern oder in Schach zu halten. Und eines steht fest: Man kann eine ganze Menge tun, um eine schlechte Ausgangslage zu verbessern!

Bewegungsmangel & Hochleistungssport

Bewegung braucht der Körper für den Aufbau der Knochen. Dagegen reduziert mangelnde körperliche Aktivität den Knochenmineralgehalt. Zug und Druck am Knochen sind für Aufbau und Erhalt des Skelettes notwendig. Deshalb führt Bewegungsunfähigkeit, z. B. durch ein Gipsbein oder durch Lähmungen, schnell zu einer so genannten „Inaktivitätsosteoporose".

Gefährdet sind auch Frauen mit einem Ruhepuls von mehr als 80 Schlägen pro Minute und solche, die nicht fähig sind, ohne Benutzung der Arme von einem Stuhl aufzustehen (mangelhafte Muskelmasse). Regelmäßige Spaziergänge reduzierten demgegenüber das Risiko um 30 %.

Aber auch zu viel Bewegung ist ungesund. Exzessiver Leistungssport bei jungen Frauen führt manchmal zu einer Fehlsteuerung der Eierstöcke. Es

Spitzensportler leiden hingegen oft unter Ermüdungsbrüchen, weil die Knochenumbautrupps nicht mehr damit nachkommen, die vielen kleinen Mikrobrüche wieder vollständig auszuheilen.

werden weniger Östrogene produziert. Das macht sich als Störung in der Regelblutung bemerkbar. Es kann sogar zu einem völligen Ausbleiben der Blutung kommen. Exzessiver Leistungssport kann mitunter auch zu einem Knochenmasseverlust führen. Fazit: Bewegung in Maßen ist gesund und wichtig – jede Übertreibung richtet nur Schaden an.

Doppelt so gut statt doppelt so viel! Achten Sie in der Schwangerschaft auf ausreichende Kalziumzufuhr, auch beim Trinken. Ideal sind neben Milchprodukten auch Mineralwasser, die mindestens 200 mg Kalzium pro Liter enthalten.

Schwangerschaften und Stillzeit

Jedes Kind kostet einen Zahn – diesen Spruch kennen Sie vielleicht, und er hat durchaus einen wahren Kern. Während der Schwangerschaft und noch viel mehr in der nachfolgenden Stillzeit haben Frauen einen hohen Bedarf an Kalzium. Dieser Bedarf wird oft nicht ausreichend gedeckt. Zusätzlich wird mit der Muttermilch auch Vitamin D an den Säugling abgegeben. Vitamin D und Kalzium sind für einen gesunden Knochenstoffwechsel unbedingt erforderlich.

Untergewicht

Untergewicht kann zu einem erhöhten Risiko für Knochenbrüche führen. Eine Studie des New England Journal of Medicine gibt an, dass bei Frauen, die im Alter weniger wiegen als mit 25 Jahren, ein doppelt so hohes Risiko für Knochenbrüche besteht. Bei Frauen, die nach dem 25. Lebensjahr zunehmen, ist die Wahrscheinlichkeit für Knochenbrüche geringer.
Auch Diäten bergen Risiken, denn sie bringen einen Mangel an Nährstoffen mit sich, der sich lang anhaltend negativ auswirkt. Der Grund: Durch Hungern und bei Diäten verbraucht der Körper Fettreserven, das übersäu-

Die Risikofaktoren auf einen Blick:

- *Erbliche Veranlagung,*
- *hormonelle Faktoren – Eintritt der Wechseljahre bei Frauen, insbesondere nach Unterleibsoperationen in jüngeren Jahren,*
- *Mangel an Kalzium und Vitamin D (Ernährung),*
- *Bewegungsmangel,*
- *übermäßiger Nikotin- und Alkoholkonsum,*
- *hoch dosierte und regelmäßige Einnahme bestimmter Medikamente (z. B. Kortison, Heparin, Antiepileptika, Zytostatika, Antikoagulantien etc.).*

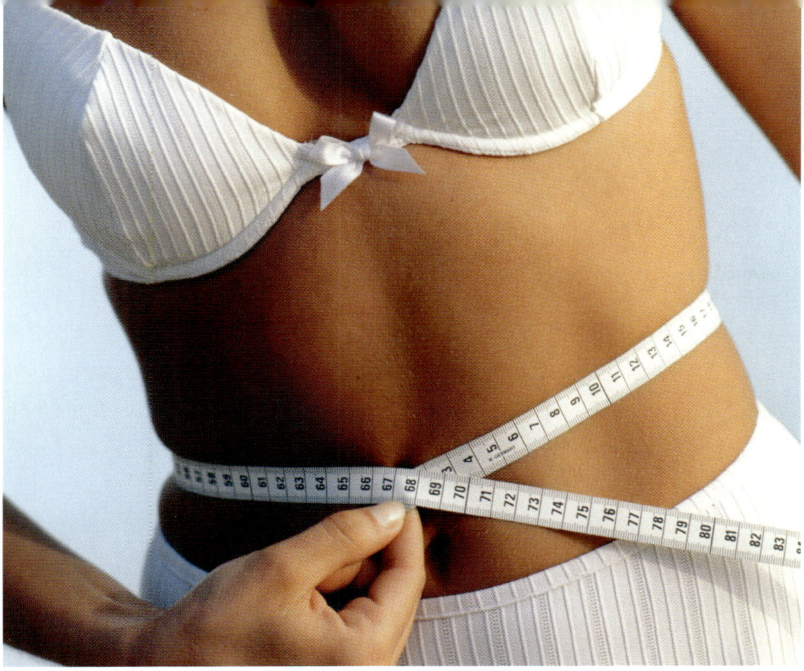

ert den Körper. Eine zwingende Notmaßnahme unseres Organismus tritt ein. Er verbraucht besonders viel Kalzium, um die Übersäuerung auszugleichen. Aber woher nehmen und nicht stehlen? Aus unserem Skelett! Denn unsere Knochen sind der größte Kalziumspeicher. Dort wird das Kalzium entzogen, die Knochen werden schwächer. Dazu kommt: Bei einer Diät ist auch die Zufuhr von Kalzium und vielen essentiellen Mikronährstoffen aufgrund der einseitigen Ernährung stark eingeschränkt.
Wegen dieser Zusammenhänge wird deutlich, dass bei Essstörungen wie Bulimie oder Anorexie Stoffwechselveränderungen stattfinden, die ein sehr großes Risiko für eine Osteoporose-Erkrankung mit sich bringen.
Ähnliche Übersäuerungen finden sich auch bei Patienten mit chronischer Bronchitis und bei Nierenerkrankungen.

Alkohol

Der regelmäßige Genuss von Alkohol fördert im Körper die Bildung von Stoffen, die Vitamin D vernichten. Durch den Konsum von Alkohol wird die Ausscheidung von Kalzium über die Nieren stark erhöht. Alkohol hat auch einen negativen Einfluss auf die Eiweißsynthese, bei der die elastische Substanz für die Knochen gebildet wird.
Alkoholabhängigkeit kann zu einem Mangel an Sexualhormonen führen. Bei lang andauernder Abhängigkeit kommt es oft zu einer Leberzirrhose.

Alkoholiker leiden sehr häufig unter Fehlernährung und damit unter einem Mangel an knochenschützenden Nährstoffen wie Fluorid, Kupfer und Zink.

Rauchen

Starkes Rauchen führt zu einem Mangel an den Vitaminen C und D. Der Grund dafür: Diese Vitamine braucht der Körper zur Unschädlichmachung der freien Radikale aus dem Zigarettenrauch. Zusätzlich werden einige Schadstoffe aus dem Rauch über die Lunge aufgenommen und binden Kalzium. Untersuchungen zeigen, dass Nikotin den Abbau von Östrogenen beschleunigt. Häufig kommt es bei Raucherinnen zu einem früheren Beginn der Wechseljahre. Die Sucht nach dem Glimmstängel verdoppelt aus diesen Gründen das Osteoporose-Risiko.

Einseitige Ernährung

Es ist nicht gerade eine neue Erkenntnis, dass in unserer Gesellschaft sehr viel tierisches Protein (Eiweiß) verspeist wird. Normalerweise sollten nur 20 % des täglichen Energiebedarfs durch Eiweiß gedeckt werden. Eiweißreiche tierische Lebensmittel wie Fleisch, Wurst, Fisch oder Eier bilden beim Abbau im Körper Säuren, und das bringt das empfindliche Stoff-

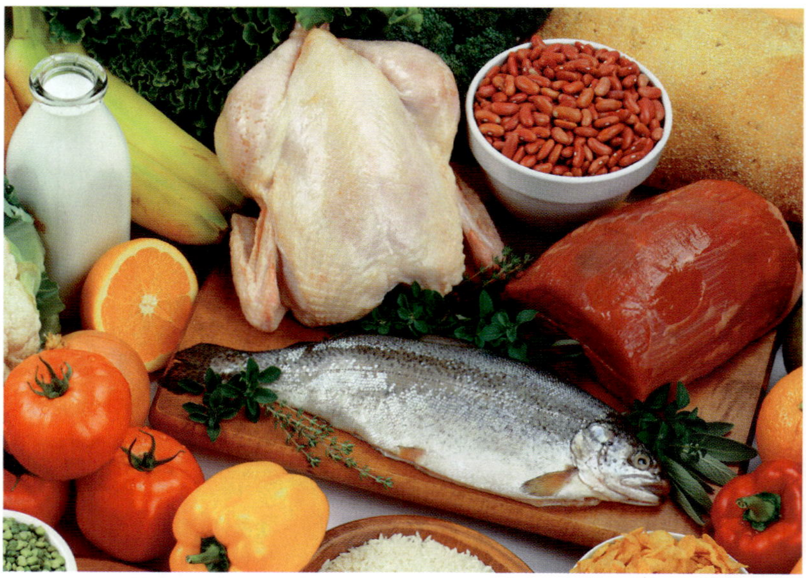

wechselgleichgewicht im Körper ordentlich durcheinander. Durch den Säureüberschuss im Körper wird außerdem weniger Kalzium aus der Nahrung aufgenommen. Also muss wieder unser körpereigenes Depot, das Skelett, herhalten, und das führt zu einer negativen Kalziumbilanz.

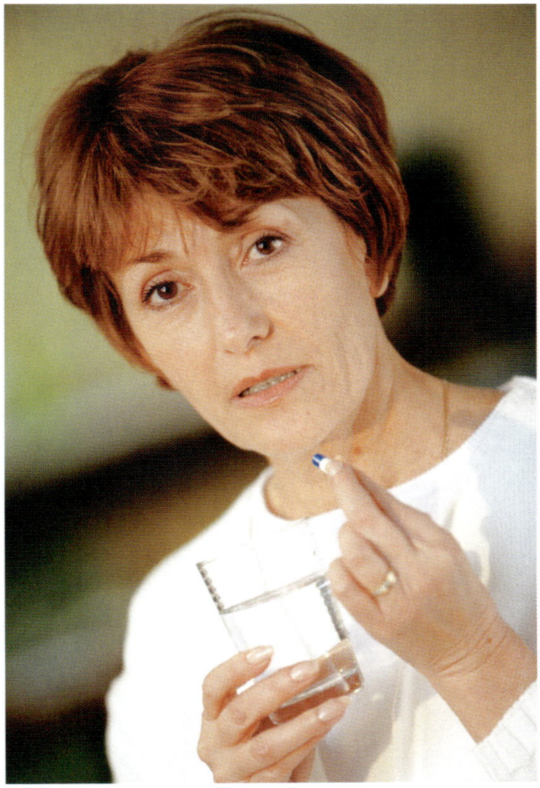

Die nächste Gefahr lauert beim Phosphat. Fast alle Kalziumquellen enthalten zugleich Phosphate im Übermaß, die die Aufnahme von Kalzium im Magen-/Darmtrakt behindern. Auch Oxalsäure ist ein Kalzium-„Feind". Sie stoppt das Kalzium ebenfalls im Darmbereich und lässt es gar nicht ins Blut. Die Oxalsäure im Spinat beispielsweise kann die doppelte Menge an Kalzium in der Milch wertlos machen.

Auch bestimmte Ernährungsphilosophien muss man im Bezug auf die Knochengesundheit unter die Lupe nehmen, wie etwa die vegane Ernährung. Veganer essen nichts, was vom Tier kommt. Sie meiden Fleisch, Fisch, Milch, Eier und evtl. sogar Honig. Aus diesem Grund ist die Nahrung insbesondere strenger Veganer nicht mit allen erforderlichen Nährstoffen ausgestattet. Aufgrund des fehlenden Milchkonsums sind diese Menschen meistens mit Kalzium unterversorgt. Allerdings ist durch die fehlende Zufuhr an tierischem Eiweiß die Gesamtsituation weniger kritisch.

Generell kann man davon ausgehen, dass 1,5-mal mehr Phosphat im Vergleich zu Kalzium in unserer Nahrung enthalten ist. Ein besonders negatives Beispiel ist Rindfleisch. Es hat ein Kalzium-Phosphat-Verhältnis von 1 : 6.

Medikamenteneinfluss

Bestimmte Arzneimittel sind richtige Knochenräuber.

■ **Spezielle Antibabypillen:** Pillen mit einem hohen Gestagengehalt senken die körpereigene Östradiolproduktion (= wirksames Östrogen). Sinkt der Östradiolspiegel, so wirkt sich das negativ auf den Knochenstoffwechsel aus.

■ **Abführmittel:** Bei Gebrauch von Abführmitteln wird mit der Nahrung aufgenommenes Kalzium ausgeschieden, bevor es im Darm aufgenom-

Jeder Patient, der längere Zeit mit kortisonhaltigen Tabletten oder Spritzen behandelt wird, braucht unbedingt einen Knochenschutz! Jährliche Kontrolluntersuchungen sind Pflicht.

men werden und über den Blutkreislauf in die Knochen gelangen kann. Darüber hinaus verhindern bestimmte Abführmittel auch die Kalziumaufnahme (vermutlich durch Beeinträchtigung von Vitamin D).

■ **Kortison:** Kortisonpräparate hemmen die knochenaufbauenden Osteoblasten, reduzieren die Aufnahme von Kalzium aus dem Darm und bewirken möglicherweise eine Überproduktion von Nebenschilddrüsenhormonen. Nicht gefährlich für Knochen ist dagegen eine kurze und ausschließlich lokale Anwendung in Form von Salben oder Sprays. Entscheidend bei der Einnahme sind aber auf jeden Fall die Tagesdosis und die Einnahmedauer eines Medikaments. Klar, dass man in Kooperation mit dem Arzt darauf achten sollte, dass die Tagesdosis so niedrig wie möglich ist. Wer z. B. Prednison einnehmen muss, sollte unbedingt mit dem Rauchen aufhören, Kalziumtabletten mit Vitamin D einnehmen und viel Bewegung machen. Und in regelmäßigen Abständen zur Knochendichtemessung gehen, um den Ausgangswert seiner Knochenmasse zu bestimmen.
Das Tragische bei der kortisonausgelösten Osteoporose ist, dass sie meistens sehr rasch fortschreitet, mit dem Ergebnis oft mehrerer Knochenbrüche gleichzeitig.

■ **Zytostatika:** Manche Zytostatika stellen Lebergifte dar und beeinträchtigen damit in unterschiedlichem Umfang die Umwandlung von Vitamin-D-Vorstufen in das aktive Vitamin D.

■ **Antikonvulsiva/Benzodiazepine:** Einer Studie des New England Journal of Medicine zufolge bedeuten Antikonvulsiva/Benzodiazepine mit langer Wirkungsdauer ein erhöhtes Frakturrisiko bei Frauen über 63.

■ **Heparin-/Kumarinhaltige Medikamente:** Diese Blutverdünnungsmittel können den Knochenabbau beschleunigen, wenn sie über mehrere Monate eingenommen werden. Sie stellen für die Knochenmasse u. U. eine beachtliche Gefahr dar.

■ **Schilddrüsenhormone:** Bei Gabe von Schilddrüsenhormonen zur Vermeidung einer Vergrößerung oder zur Behandlung einer Unterfunktion sollte man auf die genaue Dosierung achten, da ein Zuviel an Schilddrüsenhormonen über einen längeren Zeitraum ebenfalls eine Osteoporose mit Knochenbrüchen verursachen kann. Patienten mit Überfunktion sind

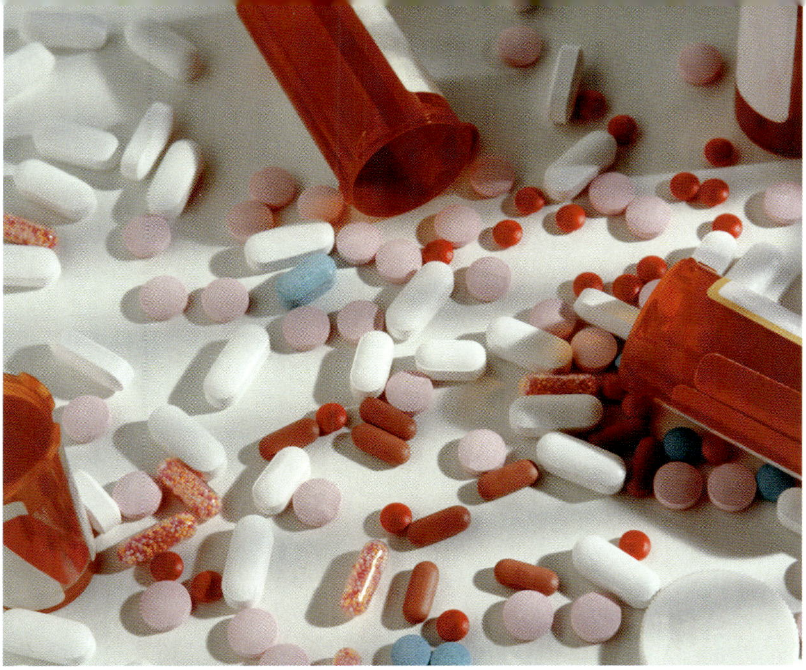

in Bezug auf Knochenschwund Hochrisikopatienten. Daher sollten die Schilddrüsenhormone reduziert bzw. eine Überfunktion bald behandelt werden.

Diese Medikamente können Osteoporose verursachen:

- Schilddrüsenhormone, wenn sie zu hoch dosiert sind,
- Kortison und davon abgeleitete Substanzen (z. B. Prednison, Dexamethason),
- Cyclosporin A (Medikament zur Unterdrückung des Immunsystems etwa bei Transplantationen),
- Heparin, Medikament zur Blutverdünnung,
- Marcumar, Medikament zur Blutverdünnung,
- Saluretika (Entwässerungsmittel),
- Antiepileptika gegen Epilepsie,
- Methotrexat, wird bei der Krebsbehandlung eingesetzt,
- Lithium gegen Depressionen,
- aluminiumhaltige Antazida kommen bei Magensäurehemmung zum Einsatz,
- Isoniazid, Medikament zur Tuberkulosebehandlung.

Besprechen Sie daher mögliche Risiken mit Ihrem Arzt.

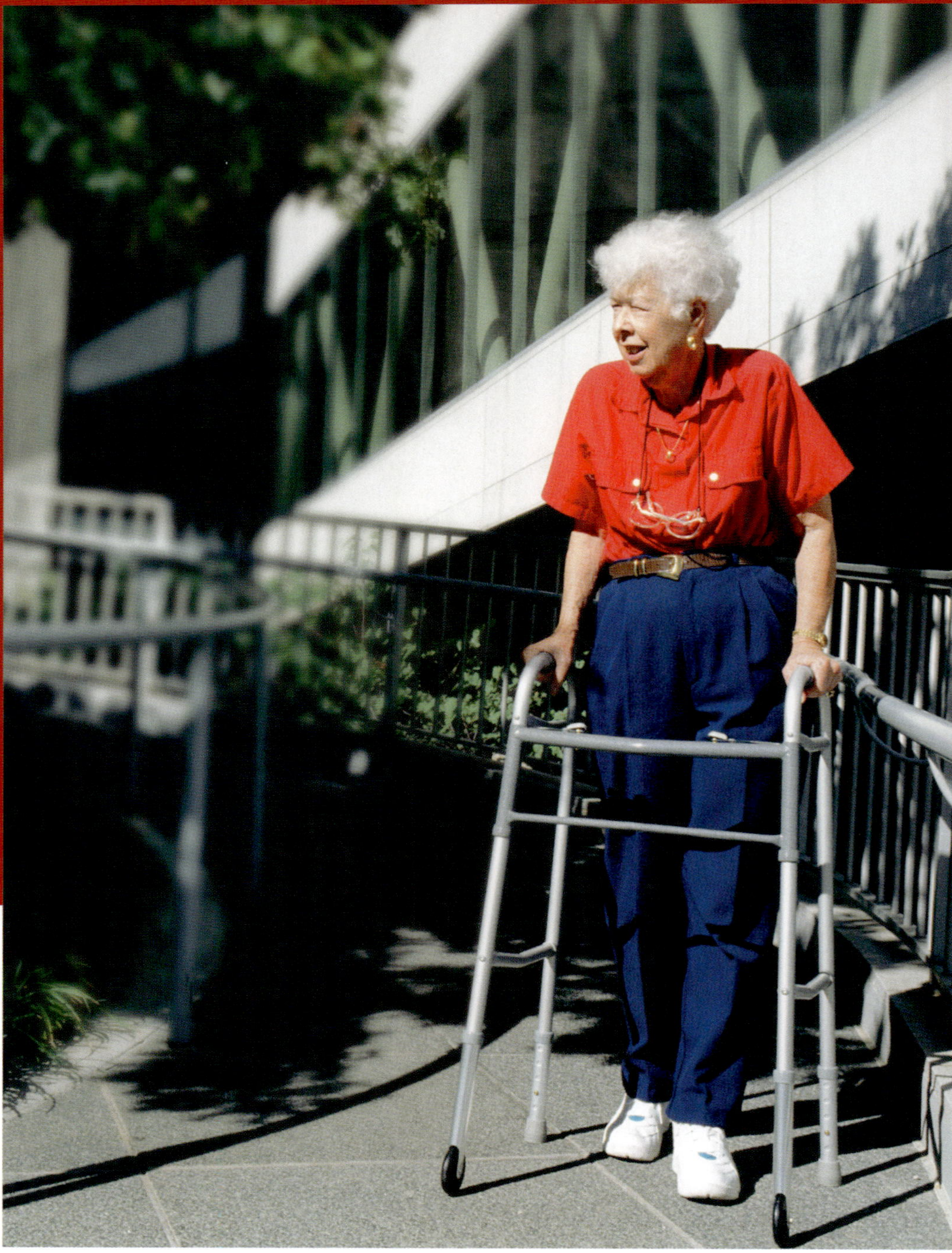

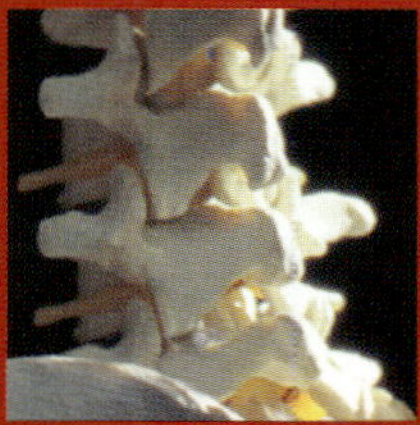

Beschwerden und Erkrankungen

Osteoporose beginnt oft unbemerkt ...

Anhaltende heftige Rückenschmerzen können wichtige Anzeichen sein. Entdeckt wird die Erkrankung meist erst durch einen Bruch. Oft genügt bereits ein leichter Sturz und Oberschenkelhals, Wirbelkörper, Unterarm oder Hüftbeckenknochen können brechen. Das Schlimmste daran: Osteoporose kann mit sehr starken Schmerzen verbunden sein. Manche Patienten, die bereits einen Herzinfarkt hatten, sagen, dass dieser Schmerz nicht so schlimm war wie jener eines Wirbelkörperbruches.

Risiko chronische Krankheit

Chronische Polyarthritis

Die chronische Polyarthritis ist eine Unterform der chronischen rheumatischen Erkrankungen. Sie wird durch Entzündungen und Immobilisation verursacht und gehört zu jenen Erkrankungen, die häufig mit einer Osteoporose einhergehen. Mit ein Grund: Die Patienten müssen oft auch Kortisonpräparate einnehmen, sind häufig in der Bewegung eingeschränkt und untergewichtig.

Erkrankungen der Lunge

Auch chronische Lungenkrankheiten wie Bronchitis oder ein Lungenemphysem, häufig verursacht durch Rauchen, tragen erheblich zu einer Osteoporose bei. Dazu kommt, dass einige Medikamente, die zur Behandlung notwendig sind, das Risiko des Knochenschwundes weiter erhöhen.

Zuckerkrankheit und Magen-Darm-Erkrankungen

Es wird leider bisher noch wenig beachtet, dass auch Diabetes, also Zuckerkrankheit, ein erhebliches Risiko darstellt. Insulinmangel führt zu erhöhtem Knochenabbau und zugleich zu einer verminderten Produktion von Kollagen, der Grundsubstanz von Knochengewebe. Betroffen sind vor allem Patienten mit einem so genannten Typ-1-Diabetes, der in der Kindheit oder im Jugendalter begonnen hat. Unter diesen Umständen wird

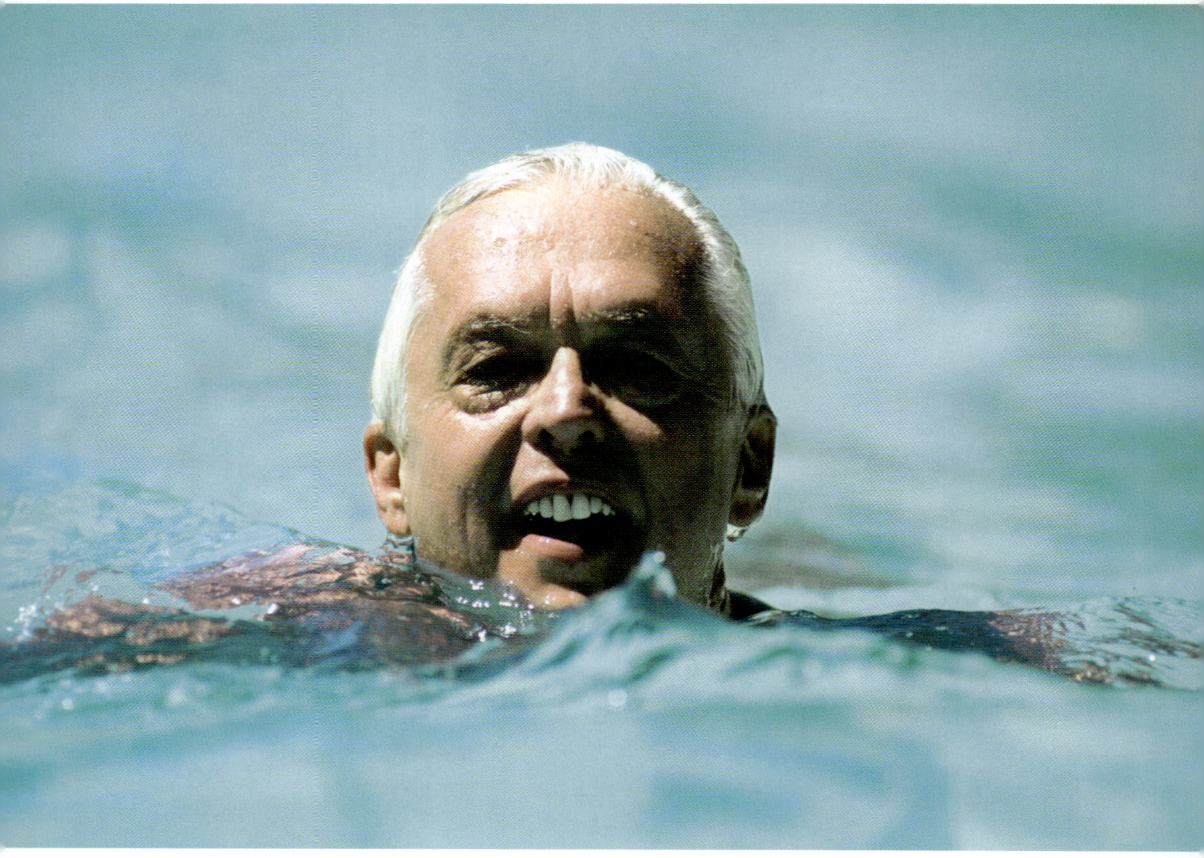

Daran erkennen Sie, dass die Knochen porös geworden sind:

- *Zunehmender Rundrücken: die Brustwirbelsäule wird krumm und das Kreuz hohl.*
- *Die Arme erscheinen im Vergleich zum Rumpf als zu lang (mit den Jahren entstanden, nicht, wenn es schon immer so war).*
- *Die untere Rippe berührt den Beckenkamm bei fortgeschrittener Erkrankung (beim Bücken und Seitwärtsneigen schmerzhaft zu spüren).*
- *Schmerzen in der Wirbelsäule nach längeren Belastungen und schwerem Heben, auch nach dem Tragen schwerer Einkäufe.*
- *„Tannenbaumphänomen" – die Haut zwischen Wirbelsäule und den Seiten verläuft nach außen und unten und wirft Falten, die wie Tannenzweige aussehen.*

wenig Knochenspeichermasse aufgebaut. Auch entzündliche Darmerkrankungen und Magenoperationen führen zu einer verminderten Aufnahme von Kalzium und Vitamin D. Da sind die ausgewogene Ernährung und Kalzium- bzw. Vitaminzufuhr besonders wichtig.

Durch welche Beschwerden äußert sich eine Osteoporose?

Unglücklicherweise ist die Osteoporose eine schleichende Erkrankung und macht in der Anfangsphase kaum Beschwerden. Erst im fortgeschrittenen Stadium treten Symptome auf. Da die ersten Zeichen häufig uncharakteristische Schmerzen des Bewegungsapparates sind, bringen die Betroffenen das oft nicht mit Osteoporose in Verbindung. Zum Beispiel klagen manche Patienten bei ihrem Arzt über chronische und wiederholt auftretende Rückenschmerzen. Wird dann ein Röntgenbild gemacht, zeigen sich manchmal Knochenbrüche, die von den Betroffenen zuvor gar nicht bemerkt wurden.

Ein gebrochener Knochen schmerzt nicht immer

Alle durch Osteoporose verursachten Beschwerden sind im Prinzip die Folge von Brüchen, die bereits stattgefunden haben. Diese Knochenbrüche werden aber eben nicht unbedingt immer vom Patienten als solche bemerkt, da sie oft wenig dramatisch und ohne erkennbare äußere Ursache (wie z. B. einen Sturz) passieren. Solche Brüche sind etwa kleinste Frakturen in den Wirbelkörpern, die besonders häufig am Beginn einer Osteoporose stattfinden können.

Recht unspezifische Anzeichen der Osteoporose können sein: Rückenschmerzen, ein Rundrücken und ein Größenverlust von mehr als vier Zentimetern.

Da sich die für die Betroffenen wahrnehmbaren Zeichen erst spät äußern, ist es wichtig, rechtzeitig Risikofaktoren abzuklären, die Osteoporose bei Verdachtsmomenten frühzeitig zu entdecken und entsprechende Gegenmaßnahmen zu setzen!

Osteoporose nach Krebs

In den letzten Jahrzehnten haben die Fortschritte in der Chirurgie, Strahlentherapie und Chemotherapie die Prognose, Remissionsrate und Überlebenszeit fast aller bösartigen Erkrankungen verbessert. Die Erfolge dieser Entwicklung bringen allerdings – vor allem wenn sie durch kombinierte Behandlungsstrategien erzielt wurden – auch unerwünschte Langzeiteffekte und Spätnebenwirkungen mit sich, die schon vor Beginn einer Therapie bedacht werden müssen. Viele der bei einer Krebserkrankung erfolgreichen Therapien beinhalten auch eine mögliche Schädigung des Skelettsystems und können eine Osteoporose zur Folge haben. Dies ist auch die Erklärung dafür, dass viele Patienten, die kindliche Krebserkrankungen überlebt haben, letztlich ein vergrößertes Frakturrisiko im späteren Leben aufweisen, da sie in ihrer Jugend nicht die maximale mögliche Knochenmasse erreichen konnten. Nach dem heutigen Wissen werden Patienten mit einer bestehenden Osteoporose nach einer Tumortherapie entsprechend osteologisch behandelt.

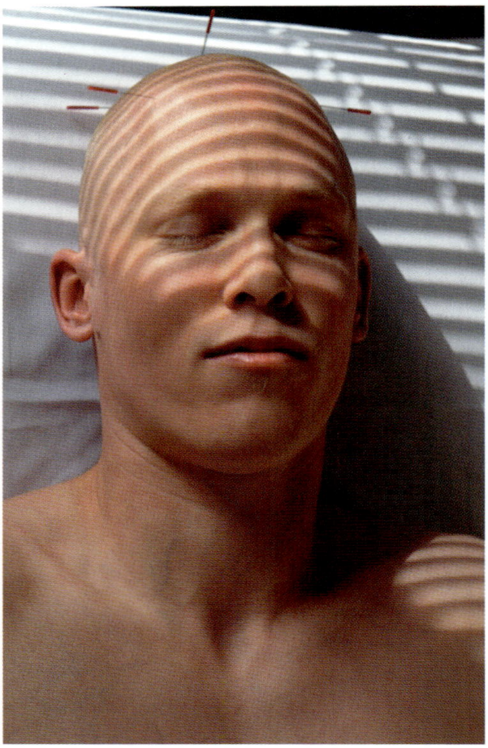

Überraschende Diagnose

Die meisten Menschen mit Osteoporose kommen wegen anderer Ursachen zum Arzt, z. B. weil sie sich die Hand gebrochen haben oder wegen chronischer Rückenschmerzen. Dann ist es wichtig, dass durch eine gründliche Befragung die Kranken- und Vorgeschichte der Betroffenen herausgefunden wird. So können schon im Vorfeld Verdachtsmomente abgeklärt werden. Auch die vielfältigen Erkrankungen, die eine Osteoporose begünstigen, sollten abgeklärt werden. Deshalb fragt der Arzt z. B. danach, ob und wo schon einmal Knochenbrüche aufgetreten sind und ob sie in der Familie häufig vorkommen. Auch Informationen über die Schmerzen sind wichtig und geben weitere Hinweise. Wann treten sie auf? Wo? Wohin strahlen sie aus? Unter welchen Umständen bessern sie sich?

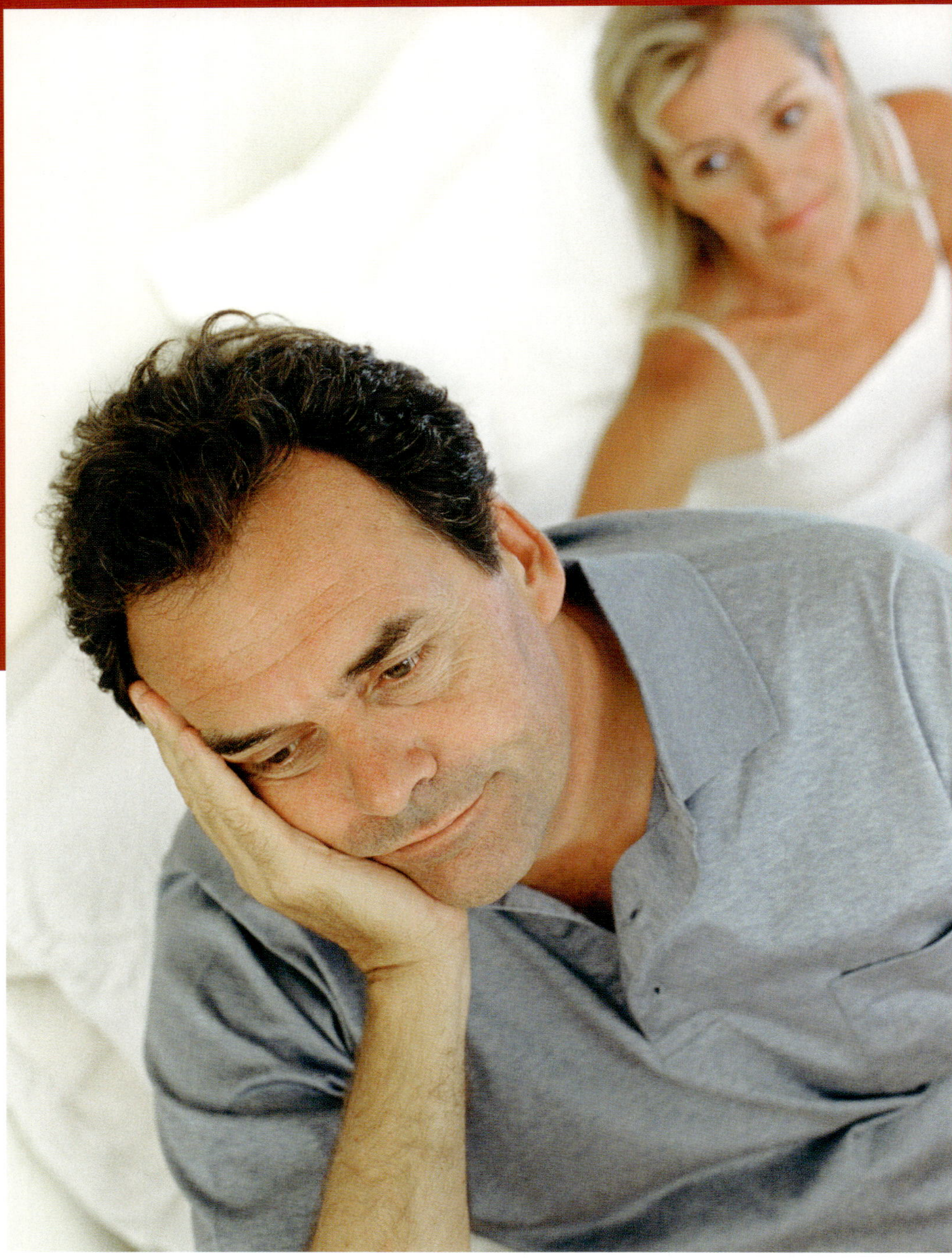

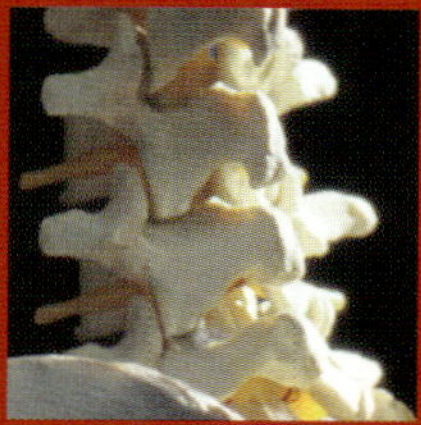

Wie gefährdet sind Männer?

Knochenabbau ist nicht ausschließlich ein Problem von Frauen nach den Wechseljahren. Auch Männer sind im Alter zunehmend betroffen. Das starke Geschlecht verliert zwischen dem 40. und 70. Lebensjahr zwar nur etwa 12 % Knochenmasse. Aber heute ist fast jeder fünfte Osteoporose-Patient bereits ein Mann. Dass der Knochenschwund bei Männern rein zahlenmäßig nicht so oft auftritt, erklärt sich zum Teil daraus, dass die Lebenserwartung von Männern um sieben Jahre geringer ist als die von Frauen.

Wenig Akzeptanz, kaum Verständnis

Männer, die an Osteoporose erkranken, erleben zusätzlich zu den deutlichen Einschränkungen ihrer Leistungsfähigkeit eine mangelnde Akzeptanz und nur wenig Verständnis von ihren Mitmenschen. Von vermeintlich kräftigem Erscheinungsbild müssen sie sich oft „Drückeberger" nennen lassen und können ihrer Arbeit nicht länger nachgehen. Es ist fast logisch, dass es nicht ohne Auswirkungen auf die Psyche bleibt, wenn sie ihr Rollenbild nicht mehr erfüllen können.

Risikofaktoren der männlichen Osteoporose

Zu den wichtigsten Risikofaktoren der Osteoporose des Mannes zählt ähnlich wie bei der Frau eine Verringerung der Sexualhormone. Das passiert allerdings nicht innerhalb von zwölf oder 24 Monaten während der Wechseljahre, sondern entwickelt sich allmählich über zehn und mehr Jahre hinweg und wird deshalb häufig übersehen. Außerdem belegen Untersuchungen, dass Männer im Gegensatz zu Frauen weniger gesund-

Osteoporose betrifft auch Männer! Besonders häufig äußert sich die Erkrankung der Knochen in Brüchen der Hüfte. Allerdings verkennen häufig sowohl die Betroffenen als auch die Ärzte die Ursache. Dabei könnte Osteoporose, wenn sie früh genug erkannt wird, behandelt werden.

heitsbewusst sind, sich nicht kalziumreich ernähren und die Knochendichtemessung seltener wahrnehmen.

Die genau genommen nur auf Frauen zugeschnittene Osteoporose-Definition der Weltgesundheitsorganisation gilt – das zeigen mittlerweile verschiedene Untersuchungen – auch für Männer. Demnach ist auch ein Mann an Osteoporose erkrankt, wenn die an der Lendenwirbelsäule gemessene Knochendichte um mehr als 2,5 Standardabweichungen von der Knochendichte gesunder 30-jähriger Männer nach unten abweicht (T-Score < 2,5). Zwar haben Männer in diesem Alter eine höhere so genannte Spitzenknochenmasse („Peak Bone Mass") als Frauen, doch scheinen ihre Knochen auch dann zu brechen.

Dieselben Ursachen

Ursache für die Osteoporose ist bei der Hälfte der Männer der Lebensstil: ungesunde Ernährung, Bewegungsmangel, übermäßiger Alkoholkonsum und der leidige Glimmstängel. Bei der anderen Hälfte sind es besondere Gründe, wie z. B. eine langzeitige Kortisonbehandlung oder aber eine Unterfunktion der Keimdrüsen (Hoden). In diesem Fall ist manchmal eine ursächliche Therapie möglich, etwa eine Behandlung mit männlichen Geschlechtshormonen.

Auch die Behandlung des Knochenschwundes ist bei Männern und Frauen sehr ähnlich. 1000 mg Kalzium und 1000 I. E. Vitamin D sind die wesentlichen Bestandteile sowohl der Vorsorge als auch der Therapie. Als Medikament für Männer ist bislang nur das Bisphosphonat Alendronat offiziell zugelassen – pro Tag werden 10 mg verabreicht.

Östrogene sind auch Männersache

So mancher Experte handelt den Tipp – hinter vorgehaltener Hand, versteht sich. Denn kaum einer gibt zu, das einzunehmen, was Millionen Frauen bei Wechselbeschwerden empfohlen wird: „Einmal täglich Östrogen – und du alterst schön." Weibliche Geschlechtshormone als Jungbrunnen für den alternden Adonis? Tatsächlich, sagen viele, die es ausprobiert haben, verschwinden Rücken- und Gelenkschmerzen, trockene Augen werden wieder feucht, Herzbeschwerden bessern sich, depressive Stimmungen lösen sich in Luft auf, und die Lust auf Sex nimmt wieder zu. Klingt absurd? Ist es nicht unbedingt, denn neuere Forschungsergebnisse kommen zu dem Schluss, dass Östrogene für Männer wichtiger sind als bisher angenommen.

- So zeigte eine Arbeit, dass Spermien in den Hoden nur dann gesund heranreifen, wenn dort genügend Östrogen zur Verfügung steht.
- Das American Journal of Cardiology berichtete, dass Männerherzen um über 30 % besser durchblutet werden, wenn bei verengten Herzkranzgefäßen Östrogen gespritzt wird.

Tatsache ist, dass man noch viel zu wenig über die Bedeutung der weiblichen Hormone für den Mann weiß, etwa was die Östrogenproduktion reguliert und welche biologische Bedeutung sie für ihn hat. Von Selbstexperimenten wie dem Griff zur Pillenpackung der Angetrauten ist dringend abzuraten!

Info

Ein Patientenfall

Auch Männer kann es erwischen. Sein Rücken schmerzt permanent, und als seine Beschwerden nach einem Sturz vom Fahrrad noch zunehmen und er einen Arzt aufsucht, diagnostiziert dieser Osteoporose. Manfreds Wirbelsäule ist den normalen Belastungen des Alltags nicht mehr gewachsen, weil seine Knochen durch zunehmende Entkalkung an Substanz und Festigkeit verlieren, die Wirbel spröde werden und leichter brechen. Manfred leidet an ausgeprägten Druck- und Klopfschmerzen über allen Wirbelsäulenabschnitten, besonders im Brust- und Lendenwirbelbereich. Die Muskeln neben der Wirbelsäule sind verhärtet, was die Beweglichkeit der einzelnen Wirbelsäulenabschnitte sehr einschränkt – so ist etwa der Finger-Fußboden-Abstandstest mit Manfred nicht durchführbar. Immerhin entwickelt Manfred trotz fortschreitender Osteoporose nicht den typischen Rundrücken oder das „Tannenbaumphänomen". Eine Röntgen-Tomografie zeigt folgendes Bild von Manfreds Wirbelsäule: Die Brustwirbelsäule hat sich nach vorne gebeugt, die Lendenwirbelsäule hingegen nach hinten. Die Wirbelkörper zeigen eine deutlich vermehrte Strahlentransparenz, die Wirbel 5 bis 12 sind angebrochen. Dass Manfred fortan regelmäßig Pillen schlucken muss, findet er nicht weiter schlimm. Schlimmer ist der Schmerz, der ihm im Rücken sitzt und ihn täglich daran erinnert, dass acht seiner Wirbel angebrochen sind. Am schlimmsten findet er jedoch, dass ausgerechnet er an einer vermeintlich typischen Frauenkrankheit leidet und sich von seinen Kollegen hänseln lassen muss, weil er nicht mehr schwer heben darf. Und das als Heizungsbauer …

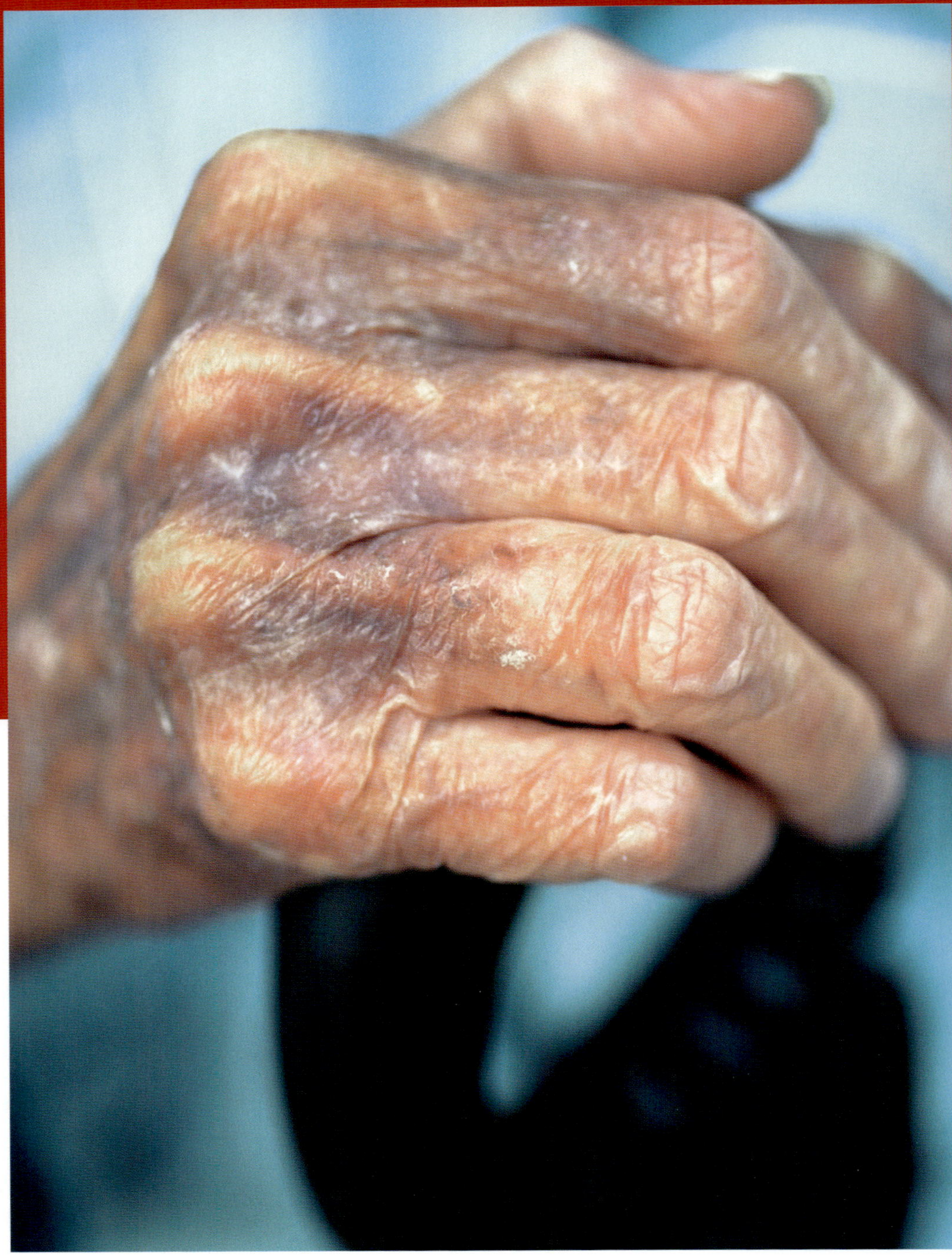

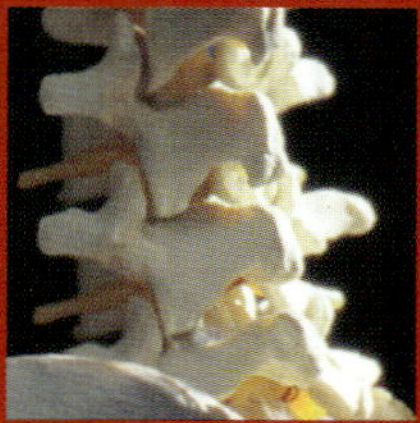

So stellt der Arzt eine Osteoporose fest

Es ist eine Binsenweisheit, aber deswegen nicht weniger wahr: Je eher man die Krankheit erkennt, umso besser bekommt man sie in den Griff. Denn es ist natürlich einfacher, Knochenbrüche zu verhindern, als die Osteoporose zu heilen. Die Diagnosemethoden haben in den vergangenen Jahrzehnten riesige Fortschritte gemacht – zum Wohl des Patienten.

Rechtzeitig vorgesorgt?

Krebsvorsorgeuntersuchungen, der Abstrich beim Gynäkologen – für eine steigende Anzahl an Frauen sind diese Untersuchungen bereits selbstverständlich. Genauso wichtig ist es aber auch, verlässliche Informationen über Stärke oder Schwäche der Knochen zu bekommen, ganz besonders dann, wenn Risikofaktoren bekannt sind. Blut- und Urintest dienen der Ursachensuche einer möglichen Erkrankung. Will man der Krankheit vor dem Auftreten von Beschwerden auf die Spur kommen, geht das nur durch die Untersuchung der Knochendichte.

Die Knochendichtemessung

Die Densitometrie – so heißt diese Untersuchung in der Fachsprache – ist eine Messung der Knochendichte mit Hilfe radiologischer Verfahren. Dabei wird der Mineralsalzgehalt an verschiedenen Stellen des Skelettes bestimmt. Das geschieht durch die Zweispektren-Methode, bei der mit zwei verschiedenen Strahlungsenergien gearbeitet wird. Durch den Knochen erfährt das Strahlenbündel eine Abschwächung, die mit Hilfe der Zweispektren-Methode berechnet werden kann. Dank dieser Berechnung ist der Arzt in der Lage, Rückschlüsse auf die Knochendichte zu ziehen. Für die WHO beginnt der Osteoporose-Grenzwertbereich bei Werten, die unter 75% der Knochendichte eines jungen Erwachsenen liegen. Wird bei der Knochendichtemessung demnach ein darunter liegender Wert festgestellt, so ist zumindest die Gefahr von Knochenbrüchen erhöht.

Durch die Knochendichtemessung erhält man folgende Informationen:

- Man kommt einer Osteoporose oft noch vor dem Auftreten von Knochenbrüchen auf die Spur.
- Man kann das Risiko einer späteren Osteoporose abschätzen.
- Man kann die Rate des Knochenverlustes (Ärzte nennen das Progression) abschätzen.
- Man kann den Erfolg einer Behandlung dokumentieren.

Zur Diagnose reicht diese Untersuchung allein aber nicht aus. Andere diagnostische Mittel müssen zur weiteren Abklärung zusätzlich eingesetzt werden. Erst wenn eine eindeutige Diagnose gestellt werden kann, kann eine gezielte Behandlung erfolgen. Zu berücksichtigen ist ebenfalls, dass bei der Knochendichtemessung am Unterarm die Werte oft höher liegen als im Bereich der für die Früherkennung einer Osteoporose besser geeigneten unteren Wirbelsäule.

Aufsteh- und Gehtest

Der Patient steht von einem Stuhl auf und geht an eine etwa drei Meter weit entfernte Wand, berührt sie mit der Hand und setzt sich anschließend wieder nieder. Eine zweite Person stoppt diesen Vorgang. Dauert alles zusammen länger als zehn Sekunden, besteht ein deutlich erhöhtes Knochenbruchrisiko. Wichtig ist in so einem Fall ein Koordinationstraining.

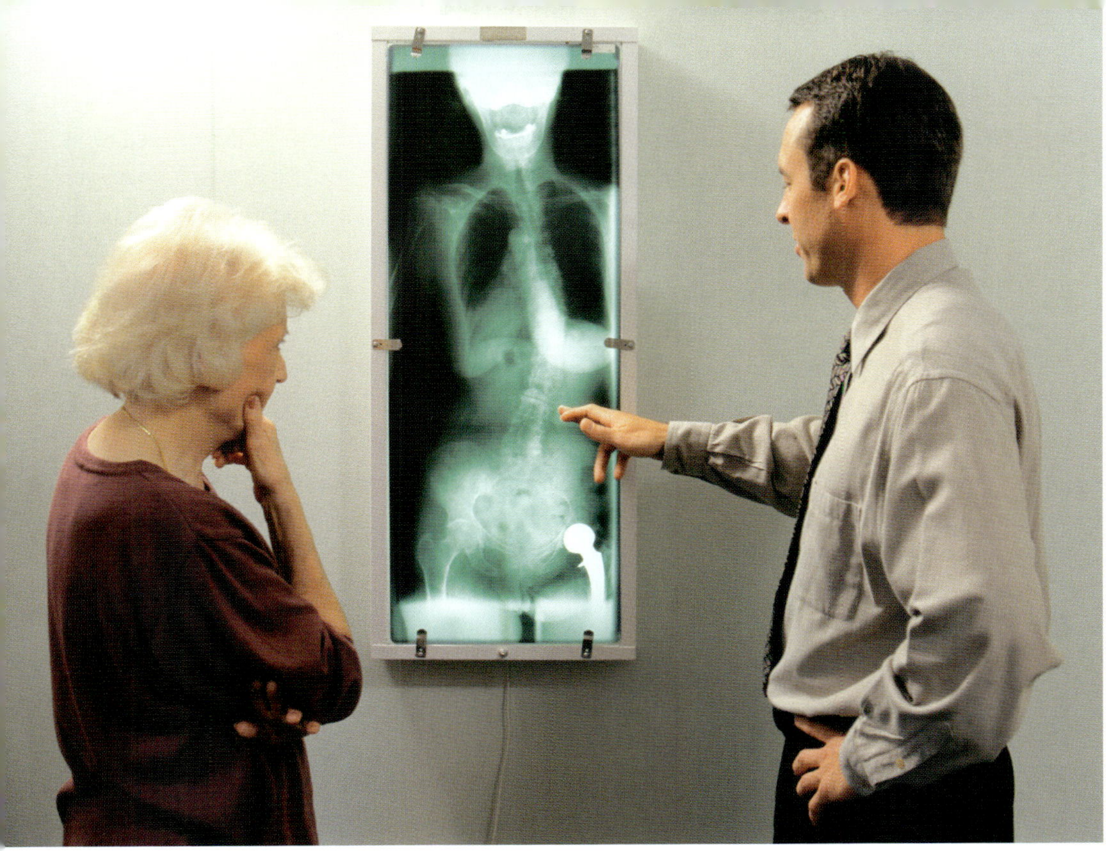

Verschiedene Messmethoden

Viele Wege führen nach Rom – das heißt, Ihr Arzt hat verschiedene Möglichkeiten, um den Zustand des Knochengewebes zu überprüfen.

Röntgen

Röntgenuntersuchungen können bei Verdacht eine Osteoporose unterstützend abklären. Allerdings wird erst bei einem Verlust von mehr als 30 % des Mineralsalzgehaltes mit dieser Methode die Diagnose einer Osteoporose möglich. Eine frühe Erkennung von Osteoporose ist so also nicht möglich. Röntgenuntersuchungen sind aber eine wertvolle Hilfe, um bisher unentdeckt gebliebenen Knochenbrüchen auf die Spur zu kommen.

DXA-Methode

Die DXA, manchmal auch DEXA genannte Methode stellt die mit Abstand am häufigsten verwendete Form der Knochendichtemessung dar. Das

Kürzel steht für „Dual Energy X-Ray Absorptiometry". Dabei werden zwei Energiestrahlen unterschiedlicher Intensität durch die Messregion geschickt. Weil unsere Knochen Röntgenstrahlen besonders gut abschwächen, kann man aus der Menge der vom Gewebe aufgenommenen Strahlen auf den Mineralgehalt des Knochens rückschließen. Die Angabe erfolgt mit dem Wert T (T-Score). Liegt der T-Score höher als –1, entspricht dies einem Normalbefund. Der Bereich von –1 bis –2,5 wird als Vorstufe der Osteoporose („Osteopenie") angesehen. Werte von –2,5 oder darunter entsprechen einer Osteoporose und bedeuten auch ein erhöhtes Bruchrisiko. Liegen bei einem solchen Messwert noch keine Frakturen vor, so spricht man von „präklinischer Osteoporose", im Falle des gleichzeitigen Vorliegens einer oder mehrerer Frakturen von „manifester Osteoporose".

Bei der körperlichen Untersuchung ist auch das äußere Erscheinungsbild der Betroffenen wichtig, denn die Körperproportionen sind oft verändert. Die allgemeine Beweglichkeit wird geprüft. Wichtig ist auch die Überprüfung der Funktion der Nerven. Ein neurologischer Ausfall ist für die Osteoporose untypisch und deshalb ein wichtiges Ausschlusskriterium.

Bevorzugte Messorte sind jene Stellen, die erfahrungsgemäß vom Knochenschwund früh betroffen sind, das sind die Lendenwirbelsäule und der hüftnahe Teil des Oberschenkelknochens. Es gibt aber auch die Möglichkeit, die Knochendichte am Unterarm zu messen.

Bei älteren Menschen kann durch Abnützungserscheinungen an der Wirbelsäule das Ergebnis der DEXA-Messung an der Lendenwirbelsäule in dem Sinn verfälscht werden, dass höhere (also bessere) Messwerte resultieren, als es der tatsächlichen Knochenmineraldichte entspricht. Ein solcher Messfehler kann durch eine ergänzende Röntgenaufnahme relativ leicht erkannt werden. In diesen Fällen wird der Arzt primär die Messung am Oberschenkelhals statt an der Lendenwirbelsäule anordnen.

Wichtige Vorteile dieser Methode:

- kurze Untersuchungsdauer,
- sehr geringe Strahlenbelastung (nur ein Zehntel bis ein Hundertstel einer normalen Röntgenaufnahme); ideal für Kontrollmessungen,
- keinerlei Belastungen für den Patienten.
- Die Untersuchung ist sehr genau.

Computertomografie

Die quantitative Computertomografie kommt in der Routinediagnostik nur bei speziellen Fragestellungen zum Einsatz. Die Messung mit dieser Methode erfolgt routinemäßig an der Wirbelsäule, ist grundsätzlich aber auch bei anderen Körperregionen möglich. Der besondere Vorteil dieser Methode liegt darin, dass sich die außen gelegene Knochenrinde und der schwammartig strukturierte innen gelegene Knochen getrennt vermessen lassen.
Als Kontrollbereich gelten Werte von 80 bis 120 mg Hydroxylapatit-Äquivalent/ml. Werte darüber gelten als normal. Unter 80 mg/ml beginnt der Risikobereich.
Die Untersuchung dauert etwa 20 Minuten und hat eine höhere Strahlenbelastung als die DXA-Methode, ist also für Kontrollen nicht die ideale Untersuchungsform. Spezielle kleine Geräte messen an den Fingern und am Handgelenk (PQCT genannt), diese Messergebnisse dürfen aber nicht unkritisch auf das Gesamtskelett übertragen werden.

Ultraschall

Auch Ultraschallmethoden sind zur Messung der Knochenmasse im Einsatz. Als Vorteil dieser Methode ist neben dem völligen Fehlen einer Strahlenbelastung auch der vergleichsweise geringe apparative Aufwand anzuführen. Dem steht der wesentliche Nachteil gegenüber, dass es für die Ultraschallmessungen noch zu wenig Erfahrungswerte gibt, um die Ergebnisse dieser Untersuchung in einen zuverlässigen Zusammenhang mit einem tatsächlich vorhandenen Bruchrisiko zu bringen.

So interpretiert der Arzt einen Befund

Liegt der gemessene Dichtewert innerhalb eines bestimmten Toleranzbereichs im Vergleich zum Normalwert von jungen gesunden Frauen, geht der Arzt davon aus, dass keine erhöhte Knochenbrüchigkeit vorliegt. Werte, die unter dem Normalwertbereich liegen, sprechen für das Vorliegen einer Osteoporose oder einer anderen Knochenstoffwechselstörung. Die Untersuchungen sind heute bereits so genau, dass weitere Abfälle oder auch therapiebedingte Anstiege der Knochendichte in zwei- bis dreijährigen Abständen festgestellt werden können. Das Untersuchungsergebnis kann sich aber als schwierig oder nicht verwertbar gestalten, wenn ausgeprägte Abnutzungserscheinungen der Wirbelsäule bei der Dichtemessung mit berücksichtigt werden. Die Apparate können relativ leicht von anderen im Messbereich liegenden Verkalkungen „getäuscht" werden. Die Interpretation sollte daher am besten von Fachleuten unter Berücksichtigung des röntgenologischen Befundes erfolgen. Da immer mehr medizinische Zentren und Fachärzte (Internisten, Gynäkologen, Radiologen) solche Messgeräte besitzen, sind diese Messungen inzwischen flächendeckend möglich.

Welche Knochen werden vermessen?

Werden später Kontrolluntersuchungen durchgeführt, so sollte immer dasselbe Gerät möglichst vom selben Untersuchenden verwendet werden – in der Regel in jährlichen Abständen.

Eine medizinische Regel besagt, dass jede Knochendichtemessung nur eine Aussage über das vermessene Gebiet erlaubt, denn man weiß, dass sich Knochenschwund in den einzelnen Skelettteilen unterschiedlich entwickeln kann. So trifft es die schwammartig strukturierten Knochen (siehe Seite 26 f.) wie Wirbelkörper und gegebenenfalls die Hüfte früher. Das ist auch der Grund, warum nahezu immer zuerst die Lendenwirbelsäule und die Hüfte mit der Knochendichtemessung untersucht werden.

Typische Beschwerden einer Osteoporose

- *Knochenbrüche an Armen, Beinen und Wirbelkörpern ohne ausreichenden Anlass (z. B. Stolpern über eine Teppichkante, ruckartige Bewegungen, heftiges Niesen oder Husten),*
- *akute plötzliche Schmerzen, z. B. Rückenschmerzen durch einen soeben erlittenen Wirbelbruch,*
- *Muskelverspannungen z. B. durch Fehlstellung der Wirbelsäule,*
- *Ausbildung eines Rundrückens,*
- *Verlust an Körpergröße – kann bis zu 30 cm betragen,*
- *Atembeschwerden durch eingeschränkte Lungenausdehnung,*
- *Verdauungsbeschwerden (durch mangelnde Darmentfaltung),*
- *hexenschussartige Beschwerden durch Druck auf Nerven.*

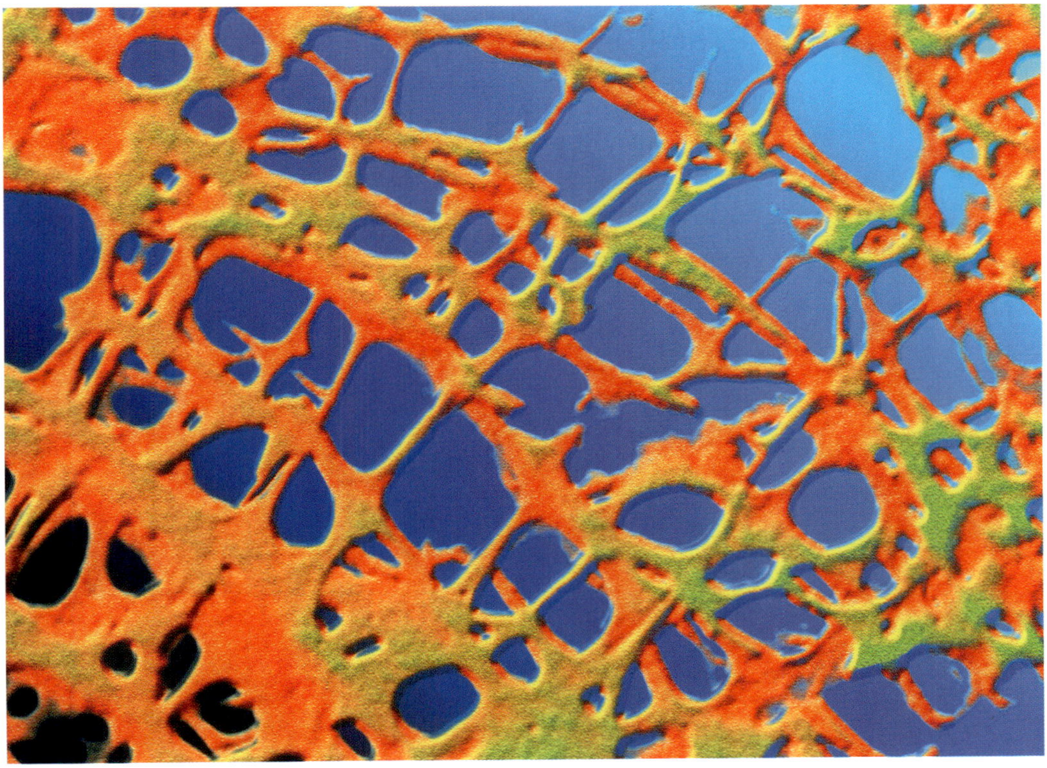

Osteoporotischer Knochen: Die ursprünglich schwammartige Struktur löst sich langsam auf.

Sie sollten zur Knochendichtemessung, wenn ...

- die Körpergröße im Alter merkbar abgenommen hat,
- Sie schon früher Knochenbrüche hatten,
- Sie lange Zeit Medikamente wie Kortison, Antiepileptika oder blutverdünnende Medikamente nehmen,
- Sie unter einer Schilddrüsenüberfunktion leiden,
- Sie sich einer Chemotherapie unterziehen müssen,
- Sie Zyklusstörungen in jungen Jahren gehabt haben,
- Sie frühzeitig (45 Jahre und jünger) in den Wechsel gekommen sind,
- bei nahen Verwandten (Mutter, Großmutter) eine Osteoporose diagnostiziert wurde,
- in einem Röntgen der Verdacht auf eine Osteoporose ausgesprochen wurde,
- Sie unter chronischen Erkrankungen leiden, die Knochenschwund auslösen können, zum Beispiel Dünndarm- oder Magenerkrankungen.

Wussten Sie, dass ...

... 40 % aller Frauen über 50 Jahren tendenziell einen Knochenbruch erleiden, der auf eine Osteoporose zurückzuführen ist?

... 95 % aller osteoporotisch bedingten Oberschenkelhalsbrüche intensive Rehabilitation benötigen?

... 20 % aller Patienten mit Oberschenkelhalsbruch innerhalb von zwölf Monaten sterben?

... 200 Millionen Menschen weltweit von Osteoporose betroffen sind?

... das Risiko, an Osteoporose zu erkranken, bei Frauen fünfmal höher ist als beim Brustkrebs?

So läuft die Untersuchung ab

Eine Knochendichtemessung ist für den Patienten unproblematisch und schmerzlos. Man muss keine Tabletten oder Kontrastmittel einnehmen, muss weder nüchtern sein oder sich ausziehen. Während der Untersuchung liegt man auf einem Tisch mit einer weichen Unterlage, und in wenigen Minuten fährt ein Messarm über das jeweilige Körpergebiet, wobei der Körper selbst nicht berührt wird.

Die Knochendichtewerte liegen sofort nach der Untersuchung vor und werden in Gramm pro Quadratzentimeter ausgedrückt. Die WHO hat diagnostische Richtlinien festgelegt, ab wann, im Vergleich zu einem jungen gesunden Menschen, von einer Osteoporose gesprochen werden muss.

Eine Therapie ist notwendig, wenn

- die Knochendichtemessung einen Wert mit mehr als –2,5 SD ergibt. Das entspricht ca. 25 bis 35 % Abnahme der Knochenmasse im Vergleich zu einer jungen, gesunden Frau;
- Knochenbrüche bekannt sind.

Knochenmarker und andere Tests

Wird alter Knochen abgebaut und neue Knochensubstanz gebildet, so entstehen Abbauprodukte, die in das Blut und schließlich in den Urin abgegeben werden. Diese Abbauprodukte kann man nachweisen, sie werden Knochenmarker genannt.

Laboruntersuchungen

Bei den Laboruntersuchungen werden Bestandteile des Blutes untersucht, die Funktion des Verdauungssystems überprüft und die Nierentätigkeit abgeklärt. Zu einem routinemäßigen Check zur Abklärung von sekundären Erkrankungen gehören BSG (Blutsenkungsgeschwindigkeit), Blutbild, Elektrophorese, Leberwerte, Vitamin-D-Status, Bestimmung von

Parathormon und Schilddrüsenhormon. Denn Überfunktionszustände der Schilddrüse, eine Überfunktion der Nebenschilddrüsen und ein Mangel an Geschlechtshormonen oder Vitamin D können Ursache eines vermehrten Knochenabbaus sein.

Urin liefert wichtige Werte

Der Stoffwechsel der Knochen kann anhand verschiedener Untersuchungen dargestellt werden. Im Labor können auch viele Parameter untersucht werden, die für den Knochenstoffwechsel Aussagekraft besitzen. Dazu gehören u. a.:

- **Kalziumspiegel:** Er ist bei der primären Osteoporose nur selten verändert. Ein erhöhter Kalziumspiegel kommt aber zum Beispiel bei einer Überfunktion der Nebenschilddrüsen vor. Ein zu niedriger Kalziumspiegel findet sich dagegen häufig bei Vitamin-D-Mangel und verschiedenen Organerkrankungen.
- **Phosphatspiegel:** Der Phosphatspiegel unterliegt einer normalen Schwankung im Laufe des Tages, die bis zu 30 % betragen kann. Ein ver-

Durch die Bestimmung verschiedener Laborwerte können einerseits mögliche Ursachen der Osteoporose und andererseits auch der Knochenumsatz anhand von messbaren Parametern festgestellt werden.

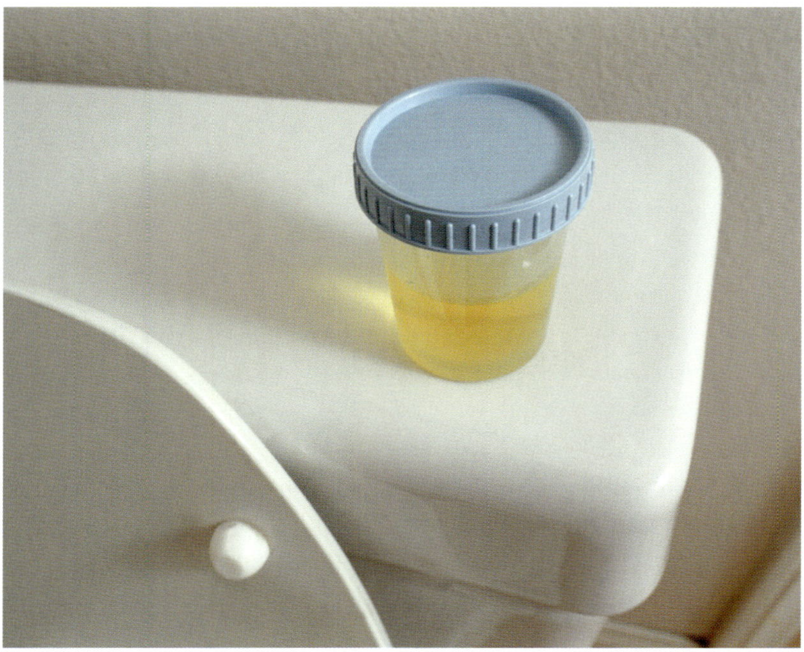

minderter Phosphatspiegel kann bei einer Überfunktion der Nebenschilddrüsen auftreten und mit Knochenerweichung assoziiert sein.

- **Vitamin-D-Metaboliten:** Vitamin D, das auch Calciferol genannt wird, ist für den Knochenstoffwechsel von Bedeutung. Eine bestimmte Form des Vitamins D, das 25-OH-Cholecaliferol, wird im Blut bestimmt. Allerdings unterliegen die Normwerte jahreszeitlichen Schwankungen, weil sich Vitamin D unter Sonneneinstrahlung auch in der Haut bilden kann. Das muss bei der Interpretation berücksichtigt werden. Bei Knochenerweichung finden sich erniedrigte Vitamin-D-Werte im Blut.

- **Kalziumausscheidung im 24-Stunden-Urin:** Die Ausscheidung ist abhängig von der Menge der Kalziumaufnahme mit der Nahrung und von der Knochenumbauaktivität. Erhöhte Werte kommen bei rasch voranschreitender Osteoporose vor. Verminderte Werte lassen auf eine mangelnde Kalziumzufuhr oder eine verminderte Kalziumaufnahme aus dem Darm schließen.

- **BAP:** Ein Enzym, die so genannte „knochenspezifische alkalische Phosphatase (BAP)" hingegen entstammt den knochenaufbauenden Zellen, den Osteoblasten, und deutet darauf hin, dass Knochen gebildet wird. Ein erhöhter BAP-Spiegel tritt u. a. bei schnell voranschreitender Osteoporose und Krankheiten wie Knochenerweichung (Osteomalazie) oder Nebenschilddrüsen-Überfunktion auf.

- **Cross-Links:** So heißen die Verbindungsstücke, die einzelne Gewebefäden, die Kollagenfasern, zusammenhalten. Beobachten Ärzte überdurchschnittlich viele Cross-Links im Urin oder Blut, deutet das auf einen erhöhten Knochenabbau hin. Auch das Abbauprodukt Desoxypyrodinolin (DPD) im Urin zeigt, dass der Knochenabbau im vollen Gange ist. Für den Nachweis müssen die Patienten einige Tage fleischfrei leben, denn auch in Schweinebraten oder Rindersteak finden sich diese Stoffe und verfälschen das Ergebnis.

Das Zusammenbrechen der Wirbelkörper führt zu einer erheblichen Größenabnahme der Betroffenen. Das geht sogar so weit, dass durch Rumpfverkürzungen der untere Rippenbogen den Beckenkamm berühren kann. Der Gang ist unsicher, langsam, der Körperschwerpunkt liegt weiter vorn, man macht instinktiv kleine Schritte, um stärkere Erschütterungen der Wirbelsäule zu vermeiden. Das führt zu einem erhöhten Fall- und Sturzrisiko. Der keilförmige Einbruch der Brustwirbel führt zum typischen Rundrücken, der im Volksmund „Witwenbuckel" genannt wird.

Knochenbiopsie – wann sie nötig ist

So stellt der Arzt eine Osteoporose fest

Die allermeisten Knochenstoffwechselerkrankungen können durch eine Knochendichtemessung und andere begleitende Untersuchungen zweifelsfrei festgestellt werden. In einigen wenigen Fällen ist das aber nicht genug, dann braucht der Arzt, um Gewissheit zu haben, den direkten mikroskopischen Blick auf das Knochengewebe. Das ist zum Beispiel ganz besonders der Fall, wenn der Patient oder die Patientin sehr jung ist.

Der Einsatz neuester 3D-Micro-CT-Technik an Knochenbiopsien erlaubt Einblicke in die Mikroarchitektur des gesunden und osteoporotischen Knochens und lässt ahnen, warum das Krankheitsbild der Osteoporose zunächst scheinbar unbemerkt einsetzt, ab einem gewissen Grad der Minderung der Knochenfestigkeit der weitere Krankheitsverlauf mit Brüchen jedoch rasant sein kann.

Sobald eine zugrunde liegende Knochenmarkerkrankung vermutet wird, ist eine Knochenbiopsie die Untersuchung der Wahl.

Eine von fünf ...

... postmenopausalen Frauen mit einer frischen Wirbelkörperfraktur wird selbst bei ausreichender Versorgung mit Kalzium und Vitamin D innerhalb nur eines Jahres eine weitere Wirbelkörperfraktur erleiden, eine regelrechte Frakturkaskade kann sich daran anschließen.

Und so läuft eine Knochenbiopsie ab:

Die Gewebeprobe wird ambulant mit einer dünnen Nadel und unter lokaler Anästhesie vom hinteren oder vorderen Beckenkamm entnommen. Vor Komplikationen oder Schmerzen muss man sich nicht fürchten.

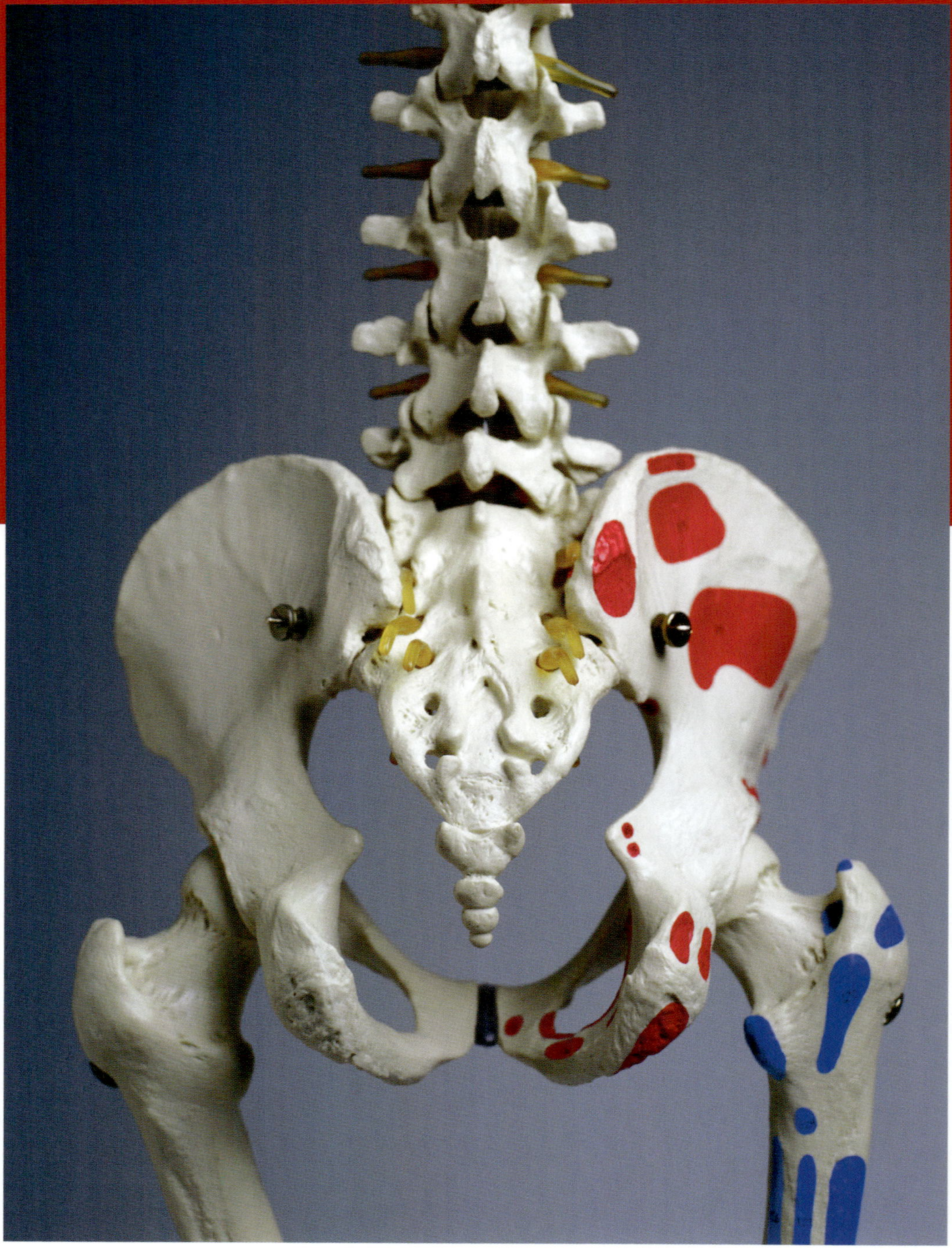

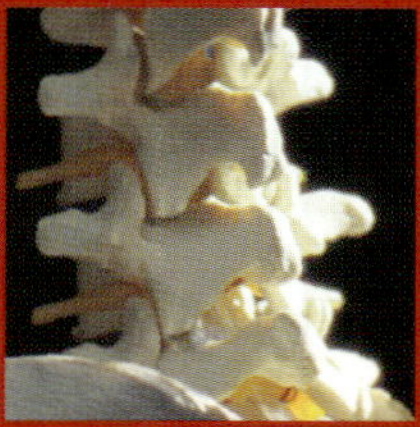

Es gibt verschiedene Formen der Osteoporose

Primäre Osteoporose vom Typ I

Die primäre Osteoporose vom Typ I trifft überwiegend Frauen im Alter zwischen 50 und 70 Jahren. Die Hauptursache ist der zunehmende Verlust des weiblichen Geschlechtshormons Östrogen. Dieser Mangel wird durch die Hormonumstellung während der Wechseljahre ausgelöst.

Auch Zahnausfall und Kieferschwund können Frühsymptome einer Osteoporose sein.

Bei dieser Form des Knochenschwundes wird durch den Mangel an Sexualhormonen das Gleichgewicht zwischen Knochenaufbau und Knochenabbau gestört. Dadurch kommt es zum Verlust an Knochenmasse, die Knochen werden brüchig.

Zunächst wird vor allem die schwammartige Struktur des Knochens – die so genannte Spongiosa – geschädigt. Daher kommt es eben besonders leicht zu Brüchen der Wirbelkörper und der Unterarmknochen (Elle und Speiche), die allesamt einen hohen Anteil an Spongiosa aufweisen.

Durch eine Hormonersatztherapie können dem Körper die fehlenden Hormone wieder zugeführt und das Gleichgewicht zwischen knochenauf- und knochenabbauenden Zellen wieder hergestellt werden. Eine ausgewogene kalziumreiche Ernährung sowie ausreichende Bewegung (günstig sind eher Kräftigungsübungen – weniger günstig sind Ausdauersportarten) unterstützen die Therapie.

Primäre Osteoporose vom Typ II

Während die eben beschriebene Form des Knochenschwundes hauptsächlich Frauen betrifft, kommen bei der primären Osteoporose vom Typ II auch die Männer ins Spiel. Denn diese Art der Osteoporose betrifft gleichermaßen Frauen und Männer im Alter über 70 Jahre.
Neben Schäden an der schwammartigen Innenstruktur der Knochen ist hier vermehrt auch die äußere Knochenrinde – die Kompakta – betroffen. Daher kommt es bei der Typ-II-Osteoporose vorwiegend zu Brüchen der Röhrenknochen. Betroffen sind vor allem Oberschenkelknochen und Oberarmknochen.
Gegen den natürlichen Alterungsprozess der Knochen kann man wenig tun. Ein Mangel an Kalzium und Vitamin D kann jedoch durch eine ausgewogene Ernährung bzw. Einnahme entsprechender Medikamente behoben werden.

Primäre Osteoporose vom Typ I

Von dieser Art der Osteoporose sind überwiegend Frauen im Alter von 50 bis 70 Jahren betroffen. Als Hauptursache wird ein Mangel des weiblichen Geschlechtshormons Östrogen angenommen. Dieser Mangel wird durch die Hormonumstellung während der Wechseljahre ausgelöst. Daher nennt man diese Form der Osteoporose auch Postmenopausale Osteoporose.

Die Hauptursachen der Osteoporose Typ II sind

- *der natürliche Alterungsprozess des Knochens (daher nennt man sie auch senile Osteoporose),*
- *ein Mangel an Kalzium und Vitamin D,*
- *Bewegungsmangel und Muskelschwund.*

Sekundäre Osteoporose

Es gibt verschiedene Formen der Osteoporose

Auch diese Form der Osteoporose betrifft gleichermaßen Frauen und Männer und entsteht auf dem Boden einer anderen Grundkrankheit. Angeblich zählen nur etwa 5 % aller osteoporotischen Erkrankungen zur Gruppe der sekundären Osteoporosen. Als Ursache kommen u. a. folgende Grunderkrankungen in Frage:

Die Hauptursachen der sekundären Osteoporose sind

- Überfunktion der Nebennierenrinde,
- bestimmte hormonproduzierende Tumore,
- Schilddrüsenüberfunktion,
- bestimmte Medikamente, die über einen langen Zeitraum eingenommen werden (Kortison, Antiandrogene, Zytostatika, Antiepileptika, Antikoagulantien, Immunsuppressiva etc.),
- Erkrankungen des Magen-Darm-Traktes, die mit einer Nahrungsmittelfehlaufnahme einhergehen,
- übermäßiger Konsum von Alkohol, Zigaretten oder Kaffee,
- lange Bettlägerigkeit,
- Laktoseintoleranz – durch die Unverträglichkeit gegenüber Milchprodukten nehmen die Betroffenen zu wenig Kalzium zu sich.

Die Folgen der sekundären sind die gleichen wie bei der primären Osteoporose. Es kann immer wieder zu Frakturen an verschiedenen Knochen kommen.

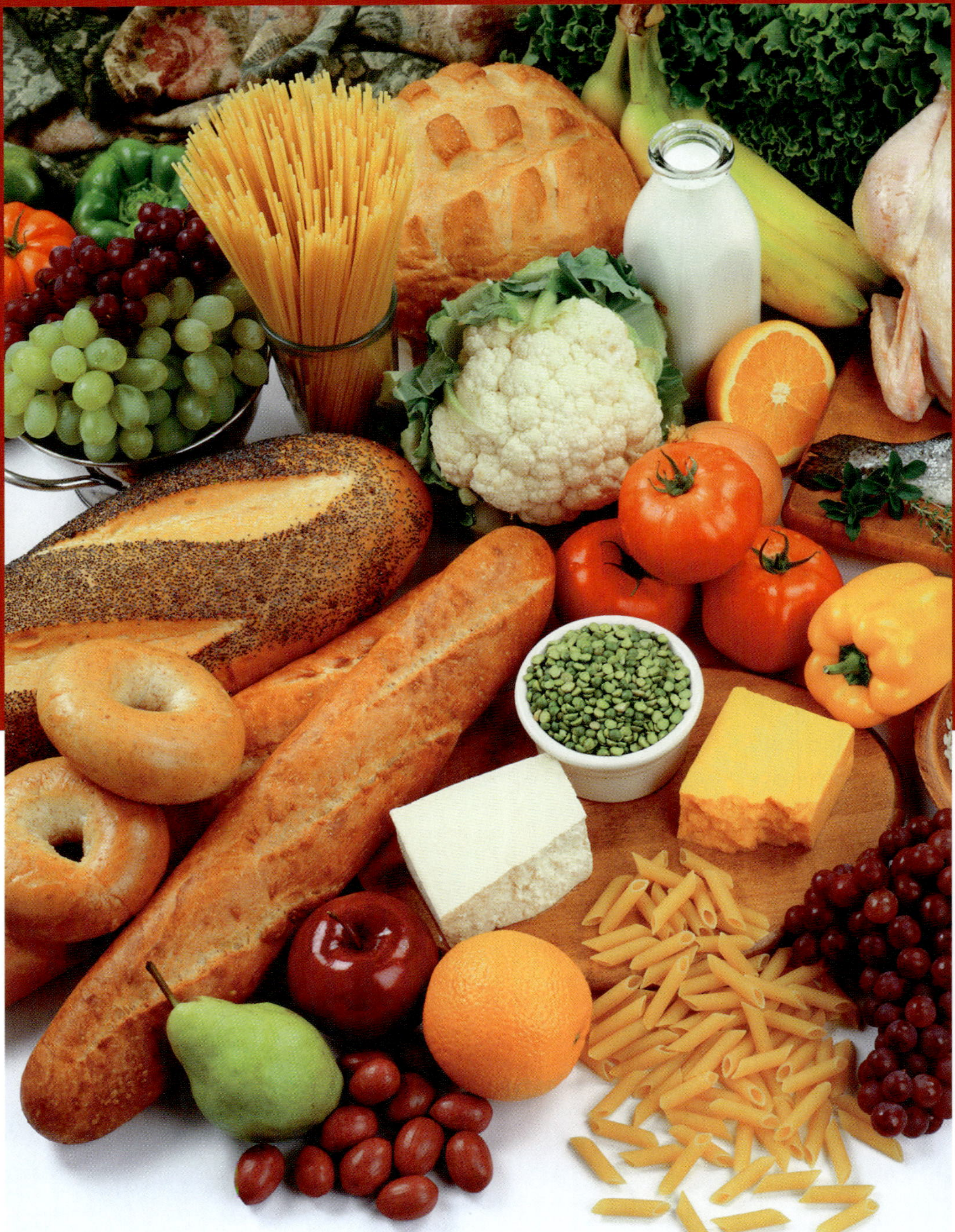

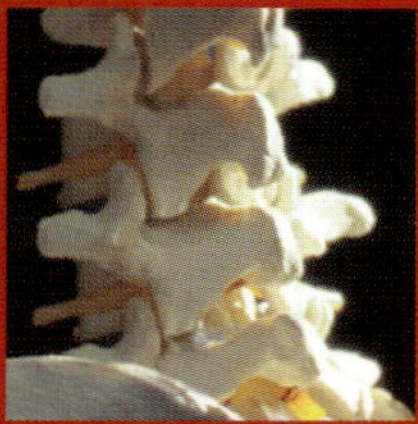

Vorbeugung ist alles

„Jeder ist seines Skelettes Schmied" – so könnte man ein altes Sprichwort abwandeln, denn Osteoporose ist heutzutage vermeidbar und im frühen Stadium sogar heilbar. Unsere Lebenserwartung steigt stetig. Mit dieser erfreulichen Tatsache wächst aber leider auch das Osteoporose-Risiko, denn mit zunehmendem Alter verlieren wir Knochenmasse. Deshalb müssen wir mehr für unsere Gesundheit tun. So wie wir zweimal am Tag die Zähne putzen, sollten wir täglich auch an unsere Knochen denken. Die wichtigste Regel, die für jedes Vorsorgeprogramm gilt: Beginnen Sie so früh wie möglich und bleiben Sie konsequent dabei.

Der beste Schutz für starke Knochen

Kalzium ist das wichtigste Mineral zur Vermeidung und zur Behandlung einer Osteoporose. Ein Erwachsener hat mehr als ein Kilogramm Kalzium im Körper, 99 Prozent davon befinden sich im Skelett und in den Zähnen. Weil wir immer älter werden, ist es deshalb besonders wichtig, den Beginn eines „Kalziumkonkurses" der Knochen möglichst lange hinauszuzögern.

Warum Kalzium und Vitamine so wichtig sind

Die wichtigsten „Jobs" von Kalzium im menschlichen Körper sind der Aufbau und Erhalt von Zähnen und Knochen. Aber das ist längst nicht alles. Kalzium ist auch für die Blutgerinnung sehr wichtig und steuert unter anderem Muskeln und Nerven. Im Allgemeinen wird eine tägliche Zufuhr von etwa 800 bis 1000 mg empfohlen. Verschiedene Lebensphasen erfordern sogar noch mehr von diesem Knochenbaustein, das ist zum Beispiel während der Kindheit in Wachstumsphasen oder während Schwangerschaft und Stillzeit der Fall. Ist man bereits von Osteoporose betroffen, empfiehlt sich eine tägliche Kalziumaufnahme von 1500 mg.

Kalzium wurde im Jahr 1808 von dem englischen Chemiker Sir Humphry Davy (1778–1829) in London entdeckt und beschrieben.

Generell gilt: Je besser die Knochensubstanz in der Jugend und im jungen Erwachsenenalter aufgebaut wird, desto besser ist der Schutz vor Osteoporose im Alter. Und je besser die Kalziumversorgung im Alter, desto geringer der Abbau von kalziumreicher Knochensubstanz.

Wie sieht eine knochenbewusste Ernährung aus?

Für eine knochenbewusste Ernährung gelten dieselben Regeln wie für eine insgesamt gesunde Ernährung: wenig Fleisch, wenig Fett, sehr viel Gemüse, sehr viel Obst – und für den Knochenaufbau viel Milchprodukte. Der natürliche „Gegenspieler" von Kalzium im Knochenstoffwechsel ist Phosphor. Für gesunde Knochen ist daher nicht allein die Menge an Kalzium im Essen, sondern auch ein ausgewogenes Phosphorverhältnis wichtig. Ein Verhältnis von mindestens 1:1 in der Nahrung ist eine gute Voraussetzung für gesunde Knochen.

Wie kommt es zu einem Kalziummangel?

Kalziummangel entsteht entweder, wenn man ungenügend Kalzium mit der Nahrung aufnimmt oder/und wenn im Körper ungenügend Vitamin D gebildet wird. Für die Herstellung von Vitamin D braucht der Körper Sonnenlicht. Daher ist für die ersten Lebensjahre eine Prophylaxe mit Vitamin D für alle Kinder empfohlen. Hervorstechende Folgen eines Vitamin-D-Mangels und des daraus resultierenden Kalziummangels im Kindesalter sind eine Erweichung des Schädelknochens, sichtbare Auftreibungen im Bereich der Rippen, Einbuchtungen in der Brustwand beim Einatmen, ein „Sitzbuckel", O-Beine, bei lang anhaltendem Mangel auch Minderwuchs, gehäufte Atemwegsinfektionen, Muskelschwäche und dadurch vorgewölbter Bauch. Im Erwachsenenalter führt ein Kalziummangel zu Muskelschwäche und -schmerzen, Gangstörungen, Sturzneigung, Frakturen, Neigung zu Bluthochdruck und zu einem erhöhten Risiko für Dickdarmkrebs.

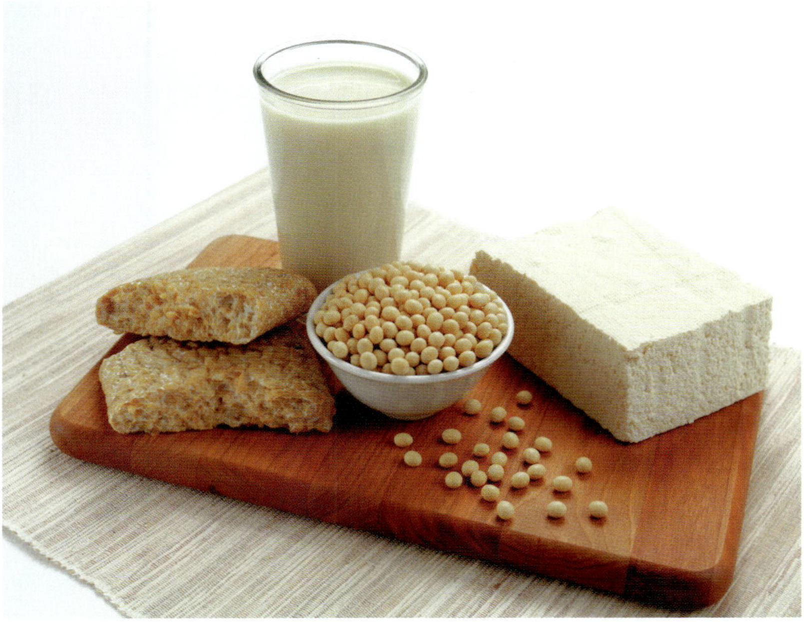

Die empfohlene Kalziumaufnahme/Tag in Milligramm (mg):

Säuglinge:	Bis sechs Monate: 210 mg
	Sechs bis zwölf Monate: 270 mg
Kinder und Jugendliche:	1–3 Jahre: 500 mg
	4–8 Jahre: 800 mg
	9–18 Jahre: 1500 mg
Erwachsene:	19–50 Jahre: 1200 mg
	51 Jahre und älter: 1500 mg
Schwangere und Stillende:	1500 mg

Milch ist bei uns die wichtigste Kalziumquelle für Kinder. Natürlich wachsen hierzulande auch jene Kinder heran, die keine Milch trinken wollen oder können; aber ohne zusätzliche Kalziumzufuhr werden sie langfristig gesundheitliche Schäden davontragen.

Die besten Kalziumlieferanten ...

... sind und bleiben Milchprodukte, also Milch, Käse, Joghurt und Quark/Topfen. Die Laktose in der Milch sorgt zusätzlich für eine bessere Kalziumaufnahme.

Gute weitere Quellen sind frisches grünes Gemüse, Obst und Getreideprodukte. Wer unter einer Milchallergie leidet oder sie nicht so gern mag, kann auf Fruchtsäfte ausweichen, die mit Kalzium angereichert sind. Der Zusatz von Vitamin D erhöht nochmals die Aufnahme von Kalzium über den Darm. Empfehlenswert sind auch Mineralwässer mit hohem Kalziumgehalt. Die Werte können allerdings sehr unterschiedlich sein: sie reichen von 10 bis 650 mg pro Liter. Achten Sie auf die Angabe auf dem Etikett.

Die Hit-Liste der Kalziumlieferanten im Gemüse:

- **Sojabohnen/Sojaprodukte/Tofu:** Sojaprodukte enthalten relativ viel Kalzium und liefern gleichzeitig Inhaltsstoffe (Phytoöstrogene), deren osteoporoseschützende Wirkung mehr und mehr in wissenschaftlichen Untersuchungen belegt wird. Die Wirkung von Phytoöstrogenen könnte besondere Bedeutung für Frauen ab Beginn der Wechseljahre haben, weil dadurch ein sanfter Ausgleich des abfallenden Östrogenspiegels stattfinden kann.

  Zusatztipp: Keimsaaten und Keimlinge sind der Geheimtipp, wenn es darum geht, Mineralstoffe, Spurenelemente und Vitamine kombiniert mit gesundheitsfördernden Pflanzeninhaltsstoffen in kompakter Form zu erhalten. In Keimlingen von Sojabohnen (Sojasprossen) ist gegenüber dem ungekeimten Samen Phytinsäure größtenteils abgebaut. Dadurch ist das Kalzium für den Körper besser verfügbar. Außerdem: Kalziumangereicherte Sojadrinks sind ein der Milch in puncto Kalzium absolut gleichwertiger Ersatz!

Kalzium ist lebenswichtig

Bei einem schweren Kalziummangel findet man nicht nur zu wenig Kalzium im Knochen – dem Hauptreservoir dieses Elementes –, sondern auch zu wenig Kalzium im Blut. Dann können lebensbedrohliche Situationen entstehen wie Krampfanfälle, Stimmritzenkrampf und unkontrollierbares Muskelzucken.

- **Verschiedene grüne Gemüsesorten:** Brokkoli (105 mg je 100 g), Grünkohl (210 mg je 100 g), Brunnenkresse (214 mg je 100 g), Löwenzahnblätter (158 mg je 100 g), Fenchel (100 mg je 100 g).

  Diese Gemüsesorten bzw. Salate enthalten relativ viel Kalzium. Zusätzlich werden andere Vitalstoffe, beispielsweise Magnesium, das ebenfalls für einen gesunden Knochenbau benötigt wird, sowie zahlreiche Vitamine (v. a. Dingen B-Vitamine, die für einen gesunden Aufbau-Stoffwechsel notwendig sind) mitgeliefert. Die Aufnahmerate von Kalzium aus Grünkohl übertrifft mit 41 % sogar noch diejenige von Milch (31 %).

- **Feigen:** Hinsichtlich der Knochengesundheit sind Feigen die Stars unter den Trockenfrüchten. Neben einer guten Portion Kalzium haben Feigen eine Reihe zusätzlicher basischer Mineralstoffe und Spurenelemente zu bieten, die sich positiv auf den gesamten Stoffwechsel sowie die Kalziumbilanz der Knochen auswirken.

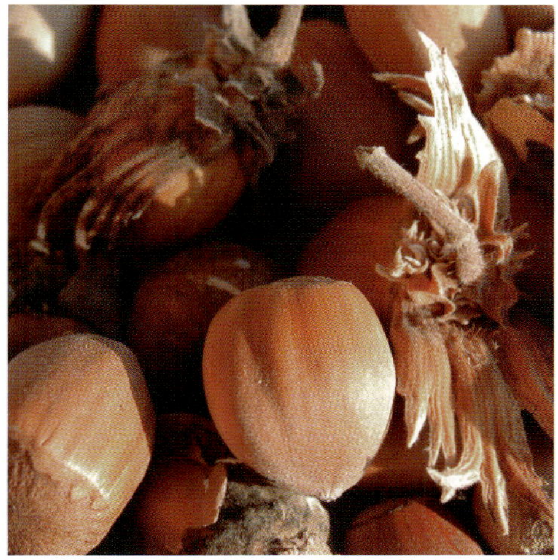

- **Nüsse und Saaten, z. B. Sesam, Paranüsse, Haselnüsse:** Sie alle sind kleine und kompakte Nährstoffbomben mit relativ viel wertvollem Kalzium. Wer auf die Fettkalorien achten muss, sollte jedoch nur in Maßen zugreifen. Obwohl Nüsse und Saaten auch viel Phosphor enthalten, zählen sie dennoch zur knochengesunden Kost, denn sie enthalten auch Magnesium in nennenswerten Mengen!
- **Quinoa:** Das getreideähnliche Korn aus Südamerika trägt einiges mehr an Mineralstoffen und Spurenelementen in sich als Getreide und sollte deshalb den Knochen zuliebe ruhig häufiger mal auf dem Speiseplan stehen. Quinoa wird ähnlich wie Reis gekocht (kürzere Garzeit, stärkere Quellung), ist gut geeignet als Beilage zu Gemüsegerichten, als Knödel in Suppen oder auch für Süßspeisen (ähnlich wie Hirse). Es ist auch zum Brotbacken unter Zusatz von etwa 25 % Weizenmehl geeignet.

Ihr persönlicher Kalziumcheck:

- ❑ Sind Sie allergisch auf Milch oder Milchprodukte?
- ❑ Meiden sie Käse und Milch zu den Mahlzeiten?
- ❑ Haben Sie in Ihrer Jugend Milch abgelehnt?
- ❑ Führen Sie eine Schlankheitsdiät ohne Milchprodukte durch?
- ❑ Sind Sie der Meinung, dass Sie kein Kalzium brauchen?
- ❑ Trinken Sie mehr als zwei Tassen Kaffee pro Tag?
- ❑ Essen Sie fett- und eiweißreich?
- ❑ Trinken Sie täglich mehr als zwei Dosen eines Colagetränks?
- ❑ Konsumieren Sie täglich mehr als zwei alkoholische Getränke?

Auswertung: Wenn Sie mehr als drei Fragen mit Ja beantworten, haben Sie ein erhöhtes Osteoporose-Risiko, bei fünf Ja-Antworten liegt ein stark erhöhtes und kontrollbedürftiges Risiko vor.

Die immer wieder vorgetragene Behauptung, Milch sei kein Erwachsenengetränk, da dem Erwachsenen das Labferment für die Verdauung fehlt, ist nicht schlüssig.

Die Befürchtung, dass Kalzium aus der Nahrung, insbesondere aus der Milch, zur Entstehung der Arteriosklerose beitragen könnte, ist wissenschaftlich nicht belegt.

Knochenfreundliche Vitamine

Vitamin D – unerlässlich für die Kalziumaufnahme

Vitamin D, allgemein bekannt als das „Sonnenschein-Vitamin", ist kein Vitamin im eigentlichen Sinn, sondern ein Hormon. Der Begriff Vitamin wurde ihm fälschlicherweise zugeordnet, nachdem man schon sehr früh feststellte, dass diese im Lebertran enthaltene Substanz bei Kindern Rachitis verhindern bzw. heilen kann. Warum es so wichtig für uns ist? Weil mit Hilfe von Vitamin D Kalzium und Phosphor in die Knochen eingelagert werden. Wie wissenschaftliche Studien zeigen, kann durch die Zufuhr von Kalzium und Vitamin D die Häufigkeit von Frakturen reduziert werden.

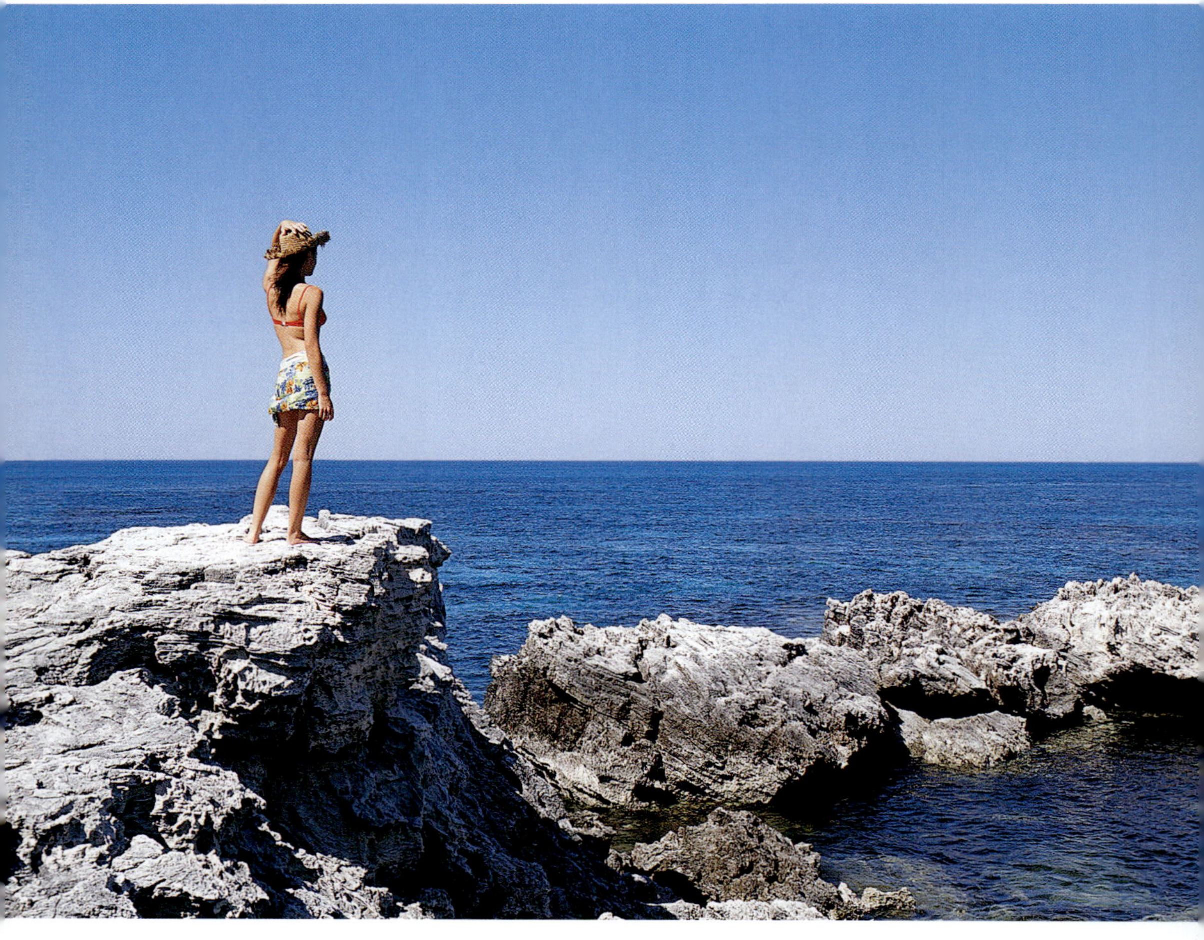

Gute Sonne – böse Sonne?

Vitamin-D-Mangel ist weit verbreitet und in seiner Häufigkeit, aber auch in seiner Konsequenz für die Gesundheit bislang unterschätzt. Ein schwerer Mangel besteht häufig im Winter. Wichtigste Ursache hierfür ist die in unseren Breiten relativ geringe UV-Strahlung, sodass zwischen Oktober und März oft zu wenig Vitamin D in der Haut gebildet wird. Im Frühling und Sommer wird wegen der Gefahr von Hautkrebs der direkte Kontakt mit der Sonne häufig gemieden – ein echtes Dilemma, denn bis zu 90 % des benötigten Vitamins D wird in der Haut mit Hilfe der Sonne gebildet. Wie viel Vitamin D gebildet wird, hängt vom Hauttyp ab. Je dunkler die Haut, desto mehr Sonnenlicht ist nötig, um auf die gleiche Vitaminmenge zu kommen. Wer den Weg ins Sonnenstudio als einfachen Ausgleich sieht, liegt leider falsch. Auch das in Sonnenstudios verwendete UV-Licht führt nicht zur Vitamin-D-Bildung in der Haut. Die Möglichkeit, den dringend benötigten Knochenbaustein über Nahrungsmittel aufzunehmen, ist leider sehr begrenzt: Neben Lebertran ist Vitamin D nur in wenigen weiteren Nahrungsmitteln wie beispielsweise im Fleisch einiger Fischarten (z. B. Lachs und Makrele) enthalten. Einziger Ausweg: Tabletten oder Tropfen.

Vitamin D verbessert die Aufnahme von Kalzium und Phosphat aus dem Darm. Normalerweise wird Vitamin D vom Körper selbst produziert. Doch dazu brauchen wir Licht, zum Beispiel in Form eines 15-minütigen Sonnenbades täglich. Die heutigen Lebensverhältnisse, Angst vor Hautkrebs, mangelndes Sonnenlicht während der kalten Jahreszeit oder hautabhängige Faktoren können dazu führen, dass unser Körper nicht genug Vitamin D produziert.

Wie viel Vitamin D braucht der Mensch?

- Bei Säuglingen liegt der Bedarf bei ca. 10 mcg pro Tag.
- Bei Frühgeborenen liegt die Empfehlung um fünf Mikrogramm höher, weil die Aufnahme vermindert ist.
- Bei Kindern, Jugendlichen und Erwachsenen liegt die empfohlene Zufuhr bei fünf Mikrogramm pro Tag.

Vitamin D ist vor allem in fettreichem Seefisch wie Hering, Lachs, Aal, Thunfisch und Heilbutt sowie Pilzen und Lebertran enthalten.

Bei älteren Menschen kommt es häufig zu einem Vitamin-D-Mangel. Die Gründe dafür: eine zu geringe Aufnahme durch die Nahrung und zu wenig Sonnenlicht, das für die körpereigene Vitamin-D-Synthese erforderlich

Gespeichert wird Vitamin D in Leber sowie Nieren, Nebennieren und Knochen. Die Aufnahme von Vitamin D wird durch Störungen der Fettverdauung und -aufnahme beeinträchtigt (Mangel an Gallensäuren, Zöliakie).

ist. Dazu kommt, dass im Alter die Umsetzung des Sonnenlichts in Vitamin D gegenüber der Jugend um die Hälfte nachlässt. Experten empfehlen deshalb eine tägliche Zufuhr von 800 bis 1000 I. E. – Internationale Einheiten – als Tablette oder in Tropfenform zum Essen, da Vitamin D nur in Fett gelöst aufgenommen werden kann.

Vitamin C und andere Knochenbausteine

Andere Vitamine sind wichtig für einen gesunden Knochen.

- **Vitamin C:** Reifung des Kollagens, regt Wachstum der knochenaufbauenden Zellen an und begünstigt die Aufnahme von Kalzium. 60 mg Vitamin C ist die Mindestmenge pro Tag, ideal ist ein Gramm.
- **Vitamin A:** fettlösliches Vitamin, beeinflusst die Entwicklung der Knochenzellen. 5000 I. E. täglich.
- **Vitamin K:** hilft mit, dass das Kalzium im Knochen eingelagert wird.
- **Vitamin B_{12} und Folsäure:** spielen ebenso eine wichtige Rolle im Knochenstoffwechsel.

Werden Sie Nichtraucher!

Der schlimmste „Knochenterrorist" ist das Rauchen, weil chemische Substanzen im Tabak zu einem erhöhten Knochenabbau führen. Die genauen Mechanismen sind noch nicht bekannt; fest steht aber, dass Raucher ein doppelt so hohes Osteoporoserisiko haben.

Viele Urlauber wagen sich nur mit Sonnenhüten, T-Shirts und dick eingeölt an den Strand. Kinder dürfen beim Spiel den Schatten der Sonnenschirme nicht verlassen: Aus Angst vor den Risiken gehen viele Menschen nur noch mit gemischten Gefühlen in die Sonne. Doch es kommt auf die Dosis an. Und wer die Sonne meidet, verpasst auch ihre zahlreichen positiven Effekte. Ein tägliches Sonnenbad von etwa 15 Minuten ist durchschnittlich nötig, um die erforderliche Vitamin-D-Menge selbst produzieren zu können.

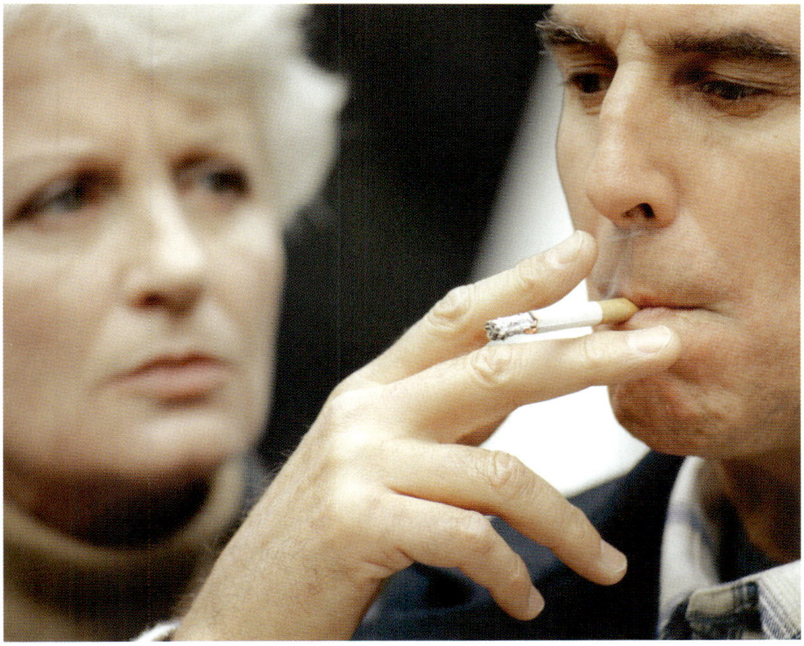

Warum Nikotin so gefährlich ist

Das weiß sowieso jeder – oder? Tatsache ist: Alle zehn Jahre müssen Raucherinnen mit dem Verlust von zwei Prozent Knochenmasse rechnen. Denn nicht nur giftige Substanzen wie Kadmium und Blei schädigen den Knochen, auch die geringere Sauerstoffzufuhr durch eine Bronchitis wirkt dem Aufbau von neuer Knochenmasse entgegen. Der blaue Dunst vergiftet quasi die Leber. Das führt wieder zu einer verminderten Aktivierung von Vitamin D und zu einem schnelleren Abbau des Östrogens. Experten vermuten sogar, dass Rauchen die gesamte Wirkung einer Östrogentherapie nach der Menopause aufhebt. Beim Mann senkt Rauchen den Testosteronspiegel erheblich und führt somit – wie bei der Frau – ebenfalls zum Knochenschwund.

Was hilft gegen das Rauchen? Vor allem ein starker Wille und eine klare Sicht auf die Konsequenzen. Es gibt viele Hilfen wie Akupunktur, Hypnosebehandlungen, autogenes Training – das Wichtige dabei: Sprechen Sie mit Ihrem Arzt über Ihr Vorhaben, er wird Sie mit guten Ratschlägen unterstützen.

Eine der wichtigsten Vorsorgemaßnahmen bei Osteoporose: Werden Sie Nichtraucher! Denn Nikotin rückt dem Knochen an die Substanz.

Knochenräuber Ernährung

Knochendiebe wie das Rauchen kann man relativ leicht identifizieren und mit ein bisschen gutem Willen meiden. Aber auch in unserer täglichen Ernährung steckt der eine oder andere Knochenräuber, der unser Skelett auf Dauer brüchig macht.

Liebe Eltern ... Auch Ihre Kinder sollten über die Wichtigkeit der Knochenmasse Bescheid wissen. Denn die so genannte Peak Bone Mass wird ja in der Kindheit und Jugend aufgebaut.

Mannschaftsspieler & Widersacher in unserer Ernährung

Wenn wir verschiedene Nährstoffe über die Nahrung aufnehmen, bedeutet das nicht, dass diese auch vollständig den Weg über den Verdauungstrakt in den Blutkreislauf und in die Zellen finden. Der Körper nutzt nämlich nur einen Teil der Nährstoffe, die er angeboten bekommt. Dieses Prinzip wird Bioverfügbarkeit genannt.

Bei Vitaminen, Mineralstoffen und verschiedenen Pflanzenchemikalien gibt es zum Teil große Unterschiede hinsichtlich ihrer Bioverfügbarkeit. So zeigen Studien, dass unser Körper gewöhnlich nur etwa 20 bis 30 % des zugeführten Magnesiums und Kalziums aufnimmt, wobei die Schwankungsbreite bei Kalzium zwischen 10 und 60 % liegt.

Die jeweilige Menge der zugeführten Nährstoffe, die der menschliche Körper tatsächlich aufnimmt, wird von vielen Faktoren beeinflusst. Einer davon ist die Quelle, also das jeweils gegessene Lebensmittel; ein anderer die Kombination von Lebensmitteln im Rahmen einer Mahlzeit. Weitere Faktoren sind die Verarbeitung von Lebensmitteln und die Art der Zubereitung. Vitamine und Mineralstoffe wirken nämlich auf sehr komplexe und häufig nicht vorhersagbare Weise zusammen. So sind etwa Vitamin C und jener spezifische Eisentyp, der in Gemüse und Getreide vorkommt, so genannte „Mannschaftsspieler", d. h., sie fördern jeweils die Aufnahme

Das beeinflusst die Kalziumaufnahme:

PRO	CONTRA
Die Vitamine A, C, D, bestimmte Spurenelemente, etwas Eiweiß, fettarme Lebensmittel, Laktose (Milchzucker), Magensäure, Aminosäuren, Bewegung.	**Alter, Oxalsäure, Koffein, zu viel Eiweiß, fett- und phosphatreiche Kost, Dünndarmerkrankungen, wenig Magensäure, körperlicher/psychischer Stress, wenig körperliche Bewegung.**

des anderen. Auch Vitamin D und Kalzium sind ein gutes Team. Andere Nährstoffe, wie Zink und Eisen, können aber auch gegeneinander „arbeiten“, d. h. die Aufnahme im Körper erschweren.
Darüber hinaus können Nahrungsmittel aber auch Substanzen enthalten, die Anti-Nährstoffe genannt werden. Das sind Stoffe, die verhindern, dass Vitamine und Mineralstoffe vom Körper aufgenommen werden. So stören Oxalate, die in manchem dunklen, grünblättrigen Gemüse vorkommen, die Aufnahme von z. B. Kalzium, Zink und Eisen.
Nachdem die Nährstoffe verdaut wurden, hängt die aufgenommene und verarbeitete Menge aber auch vom Bedarf des Körpers ab. Wovon jemand wie viel braucht, hängt zum großen Teil vom Alter, Geschlecht, dem Gesundheitszustand, dem Verbrauch und dem bereits vorhandenen Nährstoffspiegel ab. Ein Beispiel: Ein gesunder Mann nimmt bei einer ausgewogenen Ernährung weniger als ein Prozent des enthaltenen Eisens auf, eine Frau mit Eisenmangel nimmt dagegen bis zu 35 % des Eisens aus ihrer Nahrung auf. Auch das Alter spielt eine Rolle: Menschen über 60 Jahre nehmen weniger Vitamin B_{12} und Magnesium auf. Chronische Erkrankungen, besonders solche des Verdauungstraktes, können ebenfalls die Bioverfügbarkeit beeinflussen. Wer auf seine Knochen achten will, sollte deshalb von Widersachern und Mannschaftsspielern in unserer Nahrung gehört haben.

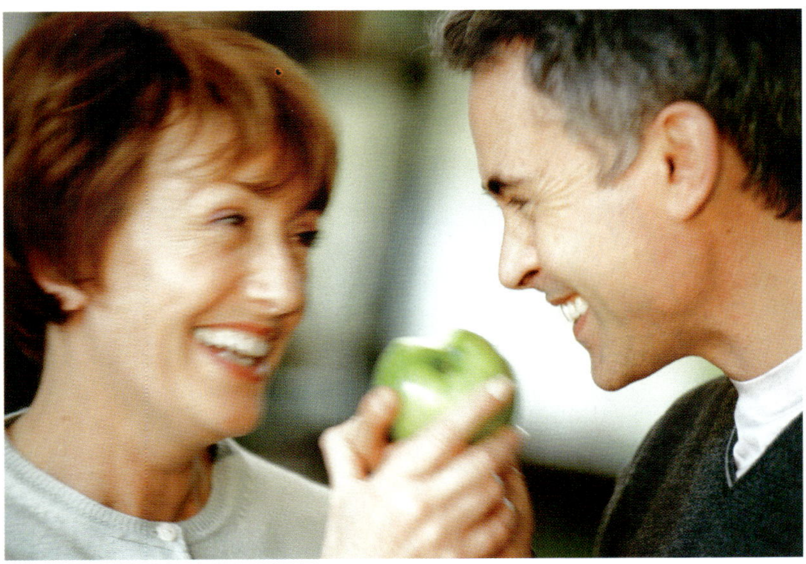

Koffein

Dass sich Koffein nachteilig auf die Knochen auswirkt, weiß man schon lange. Eine groß angelegte Untersuchung aus Amerika konnte zeigen, dass Krankenschwestern mit einem hohen Kaffeekonsum (mehr als sechs Tassen pro Tag) ein dreifach höheres Osteoporose-Risiko hatten als Nicht-Kaffeetrinker. Kaffee bewirkt eine verstärkte Kalziumausscheidung über den Urin. Wer schon an sich wenig Kalzium zu sich nimmt, ist natürlich besonders von diesem Knochenräuber betroffen. Denn das verminderte Kalzium im Blut führt zu einer höheren Parathormonausschüttung der Nebenschilddrüsen und damit zu einer höheren Freisetzung von Kalzium aus dem Knochen und damit zum Knochenschwund. Auch koffeinfreier Kaffee ist aufgrund seiner Gerbsäure nicht empfehlenswert.

Koffeingehalt beliebter Getränke:

Kaffee, 1 Tasse: 80–150 mg
Schwarzer Tee, 1 Tasse: 10–50 mg
Eistee, 1 Glas: 10–40 mg
Kakao, 1 Tasse: 4 mg
Coca-Cola, 1 Dose: 46 mg
Pepsi Cola, 1 Dose: 38 mg
Red Bull, 1 Dose: 60 mg

Alkohol

Alkohol in großen Mengen ist schlicht und einfach giftig, das sollte man nicht vergessen. Er schädigt nicht nur die Leber, sondern hemmt auch die Aufnahme wichtiger Knochenbausteine. Und das ist noch lange nicht alles. Alkohol beeinträchtigt auch direkt den Schwund der für die Stabilität so wichtigen Knochenbälkchen im Inneren der Knochen. Wer alkoholkrank ist, hat außerdem einen niedrigen Testosteronspiegel, was ebenfalls zur Osteoporose beiträgt.

Zucker

Die Fakten sind kaum zu glauben, aber durch Untersuchungen belegt: In den vergangenen 100 Jahren hat unser Zuckerkonsum um das 1000fache zugenommen. Fast schon die Hälfte der Kohlenhydrataufnahme wird durch den Zucker gedeckt. Der Zucker in der Schokolade hat auch sein Gutes. In höherer Menge steigert er die Konzentration der Aminosäure Tryptophan. Die wiederum dient dem Gehirn als Grundstoff für die Produktion von Serotonin, dem wichtigsten Botenstoff für das Glücksempfinden. Andererseits verbraucht die Weiterverarbeitung von Zucker in unserem Körper viele Vitamine und erhöht die Ausscheidung wichtiger Nährstoffe wie Kalzium, Magnesium und anderer Mineralien über die

Nieren. Außerdem behindert Zucker die Kalziumaufnahme im Darm und regt die Säureproduktion im Magen an. Die Kombination von stark gezuckertem und schwarz getrunkenem Kaffee ist ein wahrer Knochenfresser.

Vorbeugung ist alles

Salz

Jeder weiß, dass ein hoher Salzverbrauch mit einem höheren Risiko für Bluthochdruck einhergeht. Betroffene verlieren mehr Kalzium über den Urin und leiden auch häufiger unter Osteoporose als Personen mit einem normalen Blutdruck. Wichtige Voraussetzung für die Knochengesundheit ist also die Einschränkung des Salzkonsums.

Forscher der Universität Auckland fanden heraus, dass man bis zu 20 % Salz aus dem Brot entfernen könnte, ohne den Genuss zu schmälern.

Phosphat

Phosphat ist ein wichtiges Mineral, es gibt Zähnen und Knochen in Verbindung mit Kalzium Festigkeit. Wichtig ist auch hier das Gleichgewicht. Ideal wäre ein Fifty-fifty-Verhältnis. In unserer Nahrung herrscht aber ein Überangebot an Phosphor. Wieder wird das Parathormon aktiviert, das Kalzium aus dem Knochen löst, damit der Phosphatüberschuss neutralisiert werden kann. Achten Sie daher vor allem auf Fleisch- und Wurstwaren und Softdrinks. Als chemischer Zusatz findet sich Phosphor in vielen aufbereiteten Nahrungsmitteln, hier lohnt es sich, die Verpackung zu studieren.

Eiweiß

Knochen bestehen zu großen Teilen aus Eiweiß in Form des Kollagens. Über die Nahrung ist die Zufuhr von Eiweiß wichtig – aber: Halten Sie Mittelmaß, allzu viel ist ungesund! Wird Eiweiß im Körper abgebaut, entstehen nämlich Säuren, die müssen vor ihrer Ausscheidung über die Nieren mit Kalzium neutralisiert (Ärzte sagen „gepuffert“) werden. Wer also viel Eiweiß und wenig Kalzium zu sich nimmt, muss das Kalzium aus den Knochen locker machen. Eskimos zum Beispiel essen ziemlich viel tierisches Eiweiß und bekommen relativ wenig Kalzium. Sie haben eine um 20 % höhere Knochenver-

Hier steckt viel Fett drin:

Gyrosteller mit Pommes und Zaziki 50 g Fett (940 kcal)
1 Bratwurst ca. 36 g Fett (460 kcal)
Portion Döner ca. 37 g Fett (620 kcal)
Portion Pommes frites ca. 17 g Fett (420 kcal)
Gegrilltes Hähnchen 35 g Fett (570 kcal)
Nutella (100 g) 31 g Fett (514 kcal)
Nussschokolade (100 g) 37 g Fett (556 kcal)

lustrate im Vergleich zu Mitteleuropäern. Meiden Sie Eiweißkonzentrate, wie sie der Sportler zum Aufbau seiner Muskulatur einsetzt, denn insbesondere isolierte Proteine verursachen eine vermehrte Ausscheidung von Kalzium über die Nieren. Ein zu hoher Verbrauch von isolierten Eiweißen, der im Kraftsportbereich und in Bodybuilding-Kreisen verbreitet ist, dürfte negative Effekte auf die Kalziumbilanz haben.

Fett

Unser Körper braucht Fett, das ist keine Frage, aber nur eine bestimmte, ziemlich geringe Menge. Bevor Kalzium vom Organismus aufgenommen werden kann, muss es in der Magensäure aufgelöst werden, gemeinsam mit vorhandenem Fett bildet es eine Art Seife. Erst dann wird Kalzium durch die Darmwand in das Blut aufgenommen. Dieser Vorgang ist leider kein Freibrief für eine grenzenlose Fettaufnahme, denn zu viel davon bewirkt das Gegenteil: Kalzium und Magnesium gehen verloren und bewirken Knochenschwund.

Warum Übersäuerung schlecht für gesunde Knochen ist

So wie wir ohne ausreichend Sauerstoff nicht leben können, so ist es für unseren Körper wichtig, ein leicht basisches Milieu zu haben (pH 7,35–7,45). Dieser stabile Säure-Basen-Zustand wird durch verschiedene Organsysteme reguliert: durch die Atmung, den Kreislauf, die Niere, die Verdauungsorgane, durch hormonproduzierende Drüsen, Knochen, Bindegewebe und die Haut. Entscheidend ist dabei auf lange Sicht die Nahrung. Einseitig säurebetont belastet sie den Körper und führt zu Krank-

Guter Zucker, schlechter Zucker

Die „Glyx-Diät" ist der neueste Renner am Diätenmarkt – allerdings mit zweifelhaften Erfolgen. Hier wird zwischen „guten" und „schlechten" Kohlenhydraten unterschieden. Was in der Diabetes-Begleitung seinen Sinn hat, ist als Diät-Unterstützung von eher zweifelhaftem Effekt. Es sagt nämlich nichts über Fette aus, weil diese keine Kohlenhydrate enthalten. Aber gerade sie haben eine Menge Kalorien. Es kommt auf die Energiebilanz an. Wer nur auf einen niedrigen Glyx setzt und dabei aber in eine positive Energiebilanz kommt, wird auch damit dick werden.

heiten. Wieso eigentlich? Der Säure-Basen-Haushalt bestimmt maßgeblich die körperchemische Grundregulation des Menschen. Wie ein Buchhalter regelt er Atmung, Kreislauf, Verdauung, Ausscheidung, Abwehrkraft, Hormonhaushalt usw. Unser Körper verfügt über rund 100 Billionen Körperzellen. In jeder dieser Zellen entsteht bei der Energiegewinnung kontinuierlich Kohlensäure. Hinzu kommen weitere Säuren, die durch die Nahrung aufgenommen oder bei ihrer Verstoffwechselung gebildet werden. Fast alle biologischen Vorgänge funktionieren erst dann, wenn ein bestimmter pH-Wert gewährleistet ist. Anhand des pH-Wertes lässt sich ablesen, wie sauer bzw. basisch Blut und Urin sind. Die Skala reicht von 1 bis 14. Bei 7 liegt der Punkt der Neutralität.

Der Zusammenhang zwischen einem sauren pH-Wert und Osteoporose ist bekannt und wird im Rahmen einer effektiven Vermeidung des Knochenschwundes immer wichtiger. Unsere Nahrung besteht aber sehr häufig aus viel Fleisch, ist damit reich an Säuren (Aminosäuren). Umso wichtiger sind Obst und Gemüse, die quasi neutralisieren.

Wenn die Menschen ihre Ernährung nicht umstellen, könnten im Jahr 2020 chronische Krankheiten weltweit für drei Viertel aller Todesfälle verantwortlich sein.

Zu schlank macht krank

Untergewicht ist ein enormer Risikofaktor für Knochenschwund. Einseitige, übertriebene Schlankheitskuren beschleunigen Knochenschwund. Untergewichtige nehmen zu wenige Kalorien zu sich, das bedeutet auch zu wenig Baustoffe für die Knochen. Ein Extrem in diesem Zusammenhang ist etwa die Magersucht. Neben Anämie, also Blutarmut, und dem Ausfall der Regelblutung ist Osteoporose die mögliche Folge. Ein Knochenschwund von mehr als 30 % in wenigen Jahren ist keine Seltenheit. Aber nicht nur junge Mädchen sind gefährdet, die verheerenden Folgen einer Unterernährung zeigen sich auch bei weiblichen Hochleistungsathleten. Langläuferinnen mit weniger als 75 % des Idealgewichts leiden häufig an Ermüdungsbrüchen, die der Karriere ein rasches Ende setzen.

Essen nur mehr mit dem Taschenrechner?

Sie meinen jetzt vielleicht, gesunde Ernährung wäre eine komplizierte Angelegenheit, die man nur mit einem Taschenrechner und einer Reihe an ausgetüftelten Ernährungstabellen bewerkstelligen kann. Das ist zum Glück nicht richtig! Wenn Sie die folgenden Ratschläge beherzigen, so tun Sie schon sehr viel für eine vollwertige, knochengesunde Ernährung.

Schwach bis mittel basisch wirkende Nahrungsmittel

- **Gemüsesorten:** Grünkohl, Rotkohl, Rhabarber, Porree, Brunnenkresse, Schnittlauch, Schnittbohnen, Linsen, Steinpilze, Pfifferlinge, Champignons.
- **Kartoffel/Wurzelgemüse:** Schwarzwurzeln, Rettich (weiß), Kohlrübe, Kartoffel, Kohlrabi, Meerrettich, Karotte.
- **Obstsorten:** Äpfel, Johannisbeeren, Erdbeeren, Birnen, Kirschen, Ananas, Datteln, Bananen (grün), Mirabellen, Pflaumen, Pfirsiche, Preiselbeeren, Brombeeren, Trauben, Stachelbeeren, Apfelsinen, Zitronen.
- **Milchprodukte:** Kuhmilch, Schafs- und Ziegenmilch, Molke, Buttermilch.

Stark basisch wirkende Nahrungsmittel

- **Gemüsesorten:** Sauerampfer, Brechbohnen, Spargel, Zwiebeln, Blumenkohl, Wirsing (grün), Feldsalat, Erbsen (frisch), Spinat, Sellerie, Tomaten, Kopfsalat, Endivie, Löwenzahn, Gurken.
- **Wurzelgemüse:** Rote Rüben, Rettich (schwarz).
- **Obstsorten:** Banane (reif), Mandarine, Rosinen, Hagebutten, Feigen, getrocknet.
- **Mehl/Teigwaren/Körnerfrüchte:** weiße Bohnen, Soja-Produkte (Mehl, Granulat, Nüsse, Reinlecithin).

Schwach bis mittel Säure bildende Nahrungsmittel

- **Gemüsesorten:** Rosenkohl, Artischocke, Erbsen (reif).
- **Milchprodukte:** H-Milch, Sahne (Obers).
- **Fette:** Margarine, Butter.
- **Mehl/Teigwaren:** Nudeln, Weizenmehl, Buchweizen, Reisstärke, Grünkern, Haferflocken.
- **Brot/Zwieback:** Vollkornknäcke, Zwieback, Vollwertbrot, Schrotbrot, Vollkornbrot, Kommissbrot.
- **Nüsse:** Haselnüsse, Mandeln, Walnüsse, Paranüsse.

Stark Säure bildende Nahrungsmittel

- **Fleisch/Fisch:** Schweinefleisch, Kalb-, Rindfleisch, See- und Süßwasserfisch, Geflügel.
- **Milchprodukte:** Quark/Topfen, Hartkäse.
- **Mehl/Teigwaren:** Reis, Roggenmehl, Graupen, Weizengrieß.
- **Brot:** Schwarzbrot, Graubrot, Weißbrot.
- **Nüsse:** Erdnüsse.

Die besten Tipps

- Ernähren Sie sich vielseitig und ausgewogen. Motto: Von allem ein bisschen!
- Bringen Sie Vielseitigkeit in Ihren Essalltag. Täglich ein bis zwei große Portionen Gemüse, Kartoffeln und Obst, aber auch täglich Getreide (vorzugsweise in der Vollkornvariante) und fettreduzierte Milchprodukte, ab und zu Fisch und mageres Fleisch.
- Übergehen Sie Modediäten. Meist bringen diese nicht die Vielfalt an notwendigen Nährstoffen mit sich, dafür aber ein rasches Gewichts-Jo-Jo, das den Stoffwechsel nachhaltig durcheinanderbringen kann.
- Beziehen Sie möglichst viele Nährstoffe aus der Nahrung. Durch schonende Zubereitung (kurze Lagerzeiten, kurzes Garen, mit wenig Wasser garen) können Sie wertvolle Nährstoffe und den Eigengeschmack bewahren, eine Überdosierung mit Hilfe von natürlichen Lebensmitteln ist kaum möglich. Zu hohe Dosen an Vitamin- und Mineralstoffpräparaten können hingegen die Aufnahme beeinträchtigen, indem es zu einem Ungleichgewicht kommt und in der Folge wichtige Nährstoffe ausgeschieden werden.
- Kalzium wird idealerweise mit der Nahrung aufgenommen. Vor allem Laktose in der Milch, Vitamin C und geringe Mengen an Fett und Eiweiß in der Nahrung fördern die Kalziumaufnahme über den Darm.

Das Frauenbild in den Medien

begünstigt neuen Studien zufolge Essstörungen wie Bulimie und Magersucht. Wenn eine 18-Jährige, die man für ein Spitzenmodel halten könnte, in einer TV-Show darüber berichtet, dass nur noch Bauchnabel und Busen operiert werden müssten – dann sind fragwürdige Mechanismen am Werk.

Was solche Bilder, solche Sätze in den Zuschauern auslösen, das gehört zu den eher unbeachteten Fragen der Fernsehforschung. Eine Studie, die den Zusammenhang von Essstörungen und Medien klären soll, kam zum Schluss, dass besonders die Medien bestimmte Schönheitsideale verankern und vorgeben, was bei manchen jungen Frauen zur Krankheit führt oder sie verstärkt.

- Zu vermeiden ist die gleichzeitige Einnahme von isolierten Ballaststoffen, zum Beispiel Vollkornprodukte, Hülsenfrüchte, Obst, Nüsse, Kräuter und verschiedene – oftmals getrocknete Pilzsorten –, sie alle hemmen die Kalziumaufnahme.
- Wer ein Kalziumpräparat wählt, der sollte möglichst auf eines zurückgreifen, das Kalziumzitrat enthält, weil es am besten vom Organismus aufgenommen werden kann. Vorsicht: Das Präparat nicht gemeinsam mit fettreichen Nahrungsmitteln einnehmen!
- Kalzium und Eisenpräparate oder stark eisenhaltige Lebensmittel sollte man nicht kombinieren, denn die beiden Substanzen gehen eine unlösliche Verbindung ein, die vom Körper nicht mehr aufgenommen werden kann. D. h. ein Stück Fleisch kombiniert mit Kartoffelpüree, das mit Milch angerührt wurde, bringt nicht viel.
- Verteilen Sie die Kalziummenge über den Tag auf mehrere Einzelgaben, und nehmen Sie als Einzeldosis nicht mehr als 500 mg ein. Denken Sie auch an die Knochennahrung kurz vor dem Schlafengehen, das verhindert ein Entleeren der Speicher über Nacht.

Ohne Bewegung geht gar nichts

Damit Knochenbausteine auch dort landen, wo sie sollen – nämlich in unserem Skelett – und nicht unnütz über die Nieren ausgeschieden werden, ist ausreichend Bewegung erforderlich. Unser Bewegungsapparat ist schließlich dafür „gebaut“, um sich gegen die Schwerkraft zu behaupten. Bei jeder Bewegung übertragen die Sehnen den Zug und Druck der Muskeln auf die Knochen. Dieser physikalische Reiz bringt die Knochenzellen dazu, neue Knochenmasse zu bilden – ganz egal, wie alt man ist!

Springen, laufen, toben – von Anfang an!

Nur wer sich schon in jungen Jahren ausreichend bewegt, kann eine optimierte maximale Knochenmasse aufbauen. Denn je stärker die Muskulatur, desto stabiler und widerstandsfähiger ist auch der Knochen. Und später ist entscheidend, wie wir mit unserem „Kapital“ umgehen, das heißt, ob wir die Knochenmasse durch ungesunde Lebensweise schädigen oder möglichst viel von ihr erhalten. Gerade in den Schulen müsste mehr auf die Ernährung hingewiesen werden; auch den Schulsport sollte man

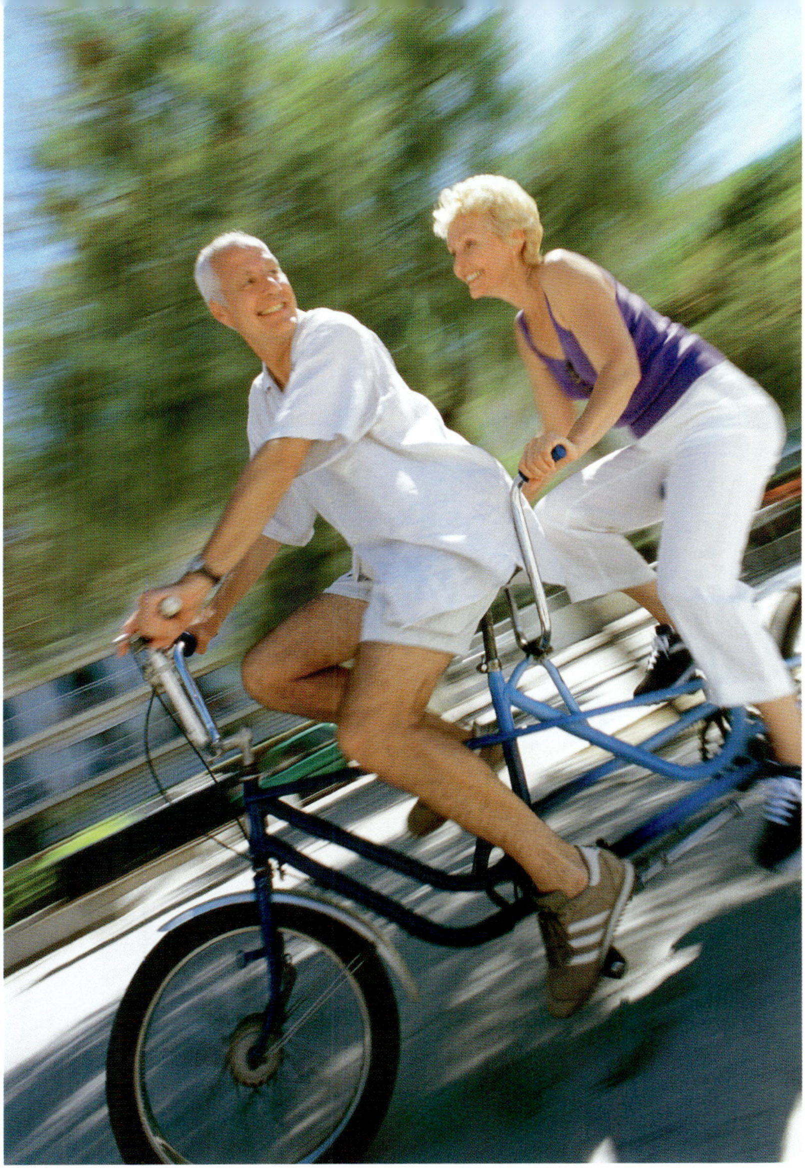

unterstützen, statt ihn aus Kostengründen zu reduzieren. Bei uns wächst mangels Bewegung eine Generation von Grob-Motorikern heran. Wenn diese Kinder 50 oder 60 werden, so sehen es viele Experten, wird das ein Desaster.

Dabei gilt: Jede Form von Bewegung, die unsere Muskulatur kräftigt, ist auch gut für die Knochen. Der Blick zurück belegt eine erschreckende Entwicklung. In der Steinzeit war die medizinische Versorgung nicht optimal entwickelt, das Ausmaß der körperlichen Bewegung allerdings schon. Als

Jäger und Sammler mussten unsere Vorfahren täglich rund 40 Kilometer laufen, bis etwa ein Wildschwein in der heimischen Höhle brutzelte. Heute bewegen wir uns im Schnitt nur noch einen oder zwei Kilometer am Tag.

Die einfachste Möglichkeit, sich mit Kalzium und Vitamin D zu versorgen, wäre ein Glas Milch und ein halbstündiger Spaziergang täglich.

Junge, stabile Knochen – wer will das nicht?
Bestimmte Dinge bekommt man mit oder sind unveränderlich. Dazu gehören das Geschlecht, das Alter oder die Familiengeschichte. Andere Dinge kann man selbst in die Hand nehmen. Dazu gehört die körperliche Fitness. Wer seinen Körper trainiert, behält Sicherheit beim Gehen und Balancieren, hat eine gute Durchblutung, einen stabilen Blutdruck und neigt weniger zu Schwindelattacken. Wer regelmäßig Bewegung macht, hat auch kürzere Erholungs- und Schmerzzeiten im Fall eines Knochenbruchs.

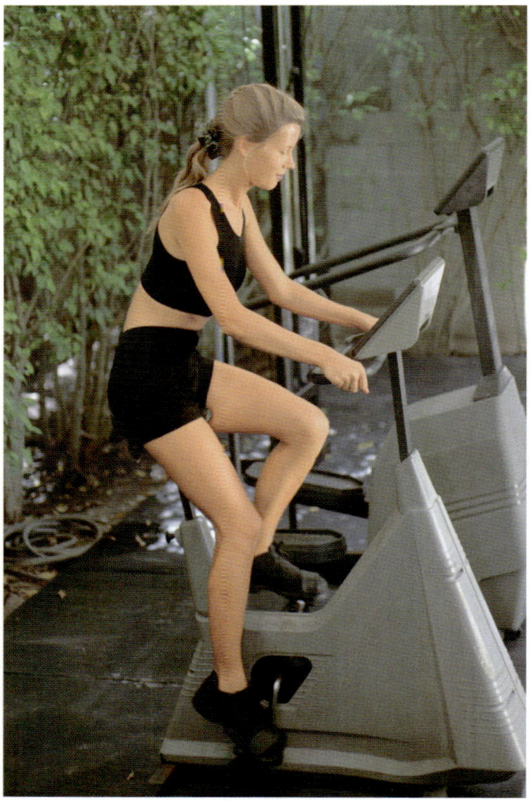

Training im Alltag
Wichtigster Merksatz: Jede Bewegung ist zur Vermeidung einer Osteoporose sinnvoll. Die besten Übungen für die Knochen sind dabei alle, bei denen man gegen die Schwerkraft arbeiten muss. Dazu gehören Treppensteigen, Radfahren, Laufen, Bergwandern, vorsichtiges Gewichtheben. Ideal wären tägliche 30-minütige Einheiten. Wer das nicht schafft, kann die Übungen auch auf mehrere, kurz gehaltene Trainingseinheiten aufteilen. Den angenehmen Nebeneffekt – ein gutes Lebensgefühl – werden Sie sehr bald spüren, denn Sport steigert die Serotoninausschüttung, und dieses Hormon ist bei uns zuständig für die Glücksgefühle.

Wichtig: Besprechen Sie Ihre sportlichen Aktivitäten mit Ihrem Arzt. Wenn er grünes Licht gibt, können Sie sofort beginnen.

Die beste Bewegung – gibt's die?

Ja! Der ideale Trainingsplan ist in zwei Teile gegliedert: in Ausdauer- und Krafttraining/Gymnastik. Natürlich lässt sich ein Trainingsprogramm auch im Fitness-Studio absolvieren. Wer über 50 ist und erstmals mit einem Krafttraining beginnt, sollte allerdings unbedingt vorher zum Arzt und ein Studio mit gut ausgebildeten Trainern auswählen. Es ist auch wichtig, sich eine Gruppe zu suchen, deren Trainingsintensität zu einem passt. Wer schon eine gewisse Grundfitness mitbringt, wird sich in einer Seniorengymnastik möglicherweise langweilen, wer als 60-Jähriger in einem Fitness-Studio Aerobic-Kurse belegen möchte, ist wahrscheinlich überfordert und verliert den Spaß am Training. Aber nur wer gern trainiert und sich wohl fühlt, bleibt auch dabei. Und das ist das Wichtigste!

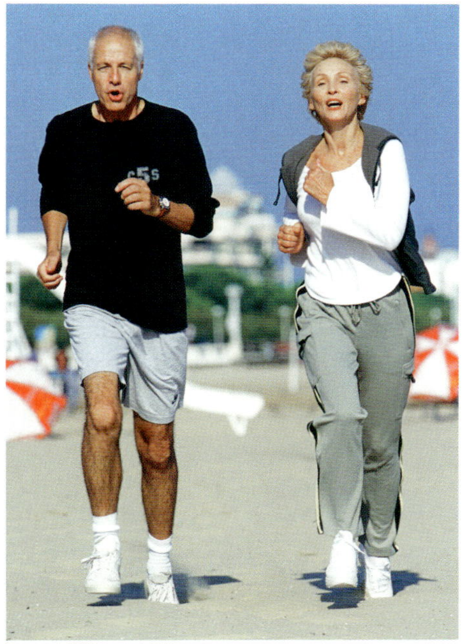

Ausdauertraining

Der erste Teil des Fitnesstrainings sollte aus Ausdauerübungen mit hoher Sauerstoffzufuhr bestehen. Experten bezeichnen das als aerobes Training. Fette und Kohlenhydrate werden durch den Sauerstoffverbrauch zu Kohlendioxid und Wasser abgebaut. Ein ganz bestimmtes Phosphat (ATP)

Wer nicht trainiert, wer sich nicht bewegt, verliert etwa 5 bis 10 % Muskelmasse pro Lebensjahrzehnt, das bedeutet einen parallelen Verlust an Knochenmasse.

Klugen Appetit!

Immer mehr Menschen werden zu krankhaften Gesundessern. Vor allem Frauen und Angehörige der höheren Bildungsschichten sorgen sich in übertriebenem Maße um die gesunde Ernährung. Aus Furcht, durchs Essen krank zu werden, entstehen völlig unbegründete Ängste. Dazu kommt ein schlechtes Gewissen, wenn man mal „gesündigt" hat. Wer sein Essen nur nach gesundheitlichen Gesichtspunkten plant, dem gehen die Freude und der Genuss verloren, warnen die Mediziner. Grundsätzlich gibt es keine ungesunden Lebensmittel – es kommt immer auf die Menge an.

wird hergestellt, das wie ein Kraftstoff wirkt und für die Funktion unserer Muskeln notwendig ist. Die wichtigsten aeroben Übungen sind beispielsweise Gehen, Laufen, Tanzen, Schwimmen, Treppensteigen und Radfahren. Die Übungen sind deshalb so günstig für die Knochen, weil durch Schwerkraft oder Muskelkraft Druck auf die Knochen ausgeübt wird. Vergessen Sie nicht eine kurze Aufwärmphase und steigern Sie schrittweise den Schwierigkeitsgrad – das hält eine mögliche Verletzungsgefahr niedrig.

Übrigens ... Viel Bewegung macht Kinder schlau. Dies ist das Ergebnis einer Studie der Sporthochschule Köln. Die Parole „dick macht dumm“ stimmt zwar nicht, die Losung „Bewegung macht schlau“ ist aber nun wissenschaftlich belegt.

Krafttraining und Gymnastik

Ausdauertraining ist ein guter Anfang. Um die Knochen optimal zu stärken, ist Krafttraining ebenso wichtig. Dabei kann man sich auf bestimmte Körperpartien wie zum Beispiel die Schulter-, Rücken- oder Bauchmuskeln konzentrieren und diese Bereiche intensiv trainieren. Besorgen Sie sich zu diesem Zweck leichte Hanteln, Expander oder auch das besonders vielseitige Theraband.

Übungen

Vor Beginn des Rückentrainings empfiehlt es sich, mit Lockerungs- und Bewegungsübungen (ca. 5–10 Minuten) den Kreislauf in Schwung zu bringen und warm zu werden.

1. Entspannungsübung

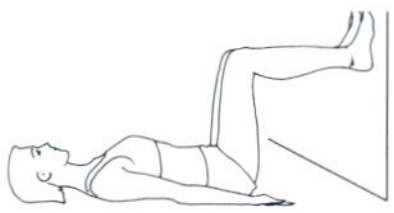

In Rückenlage die Füße so an die Wand stellen, dass Unter- und Oberschenkel einen rechten Winkel bilden. Mit den Füßen Druck gegen die Wand aufbauen und die Wirbelsäule gegen den Boden pressen. Ziel: Muskelanspannung und -entspannung.

Wer häufig und lange die Ausdauer trainiert, baut Fett ab und Muskeln auf – das stützt die Knochen! Da aber Muskelgewebe schwerer ist als Fettgewebe, verliert man dabei nicht unbedingt sofort an Gewicht. Durch zusätzliches Krafttraining werden weitere Muskeln gebildet, die wiederum Fett verbrennen. Also: Möglichst viele Muskeln beanspruchen! Beim Schilanglauf sind das zum Beispiel 90 %, beim Laufen 70 % und beim Radfahren 40 %.

2. Grundspannung Rückenlage

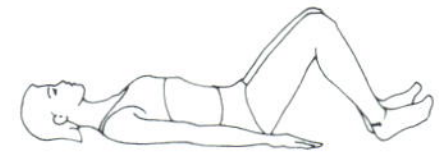

Beine sind leicht angewinkelt, Arme liegen neben dem Körper. Fußspitzen anziehen, Fersen auf den Boden drücken, Bauch- und Gesäßmuskulatur anspannen und das „Kreuz" auf den Boden drücken. Ziel: Spannung der Bauchmuskulatur, Fixierung der Lendenwirbelsäule.

3. Rückenlage

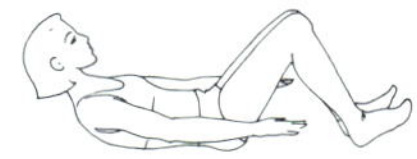

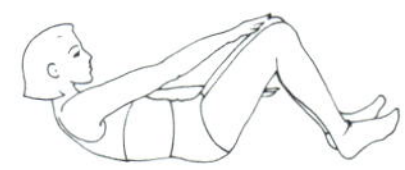

a) Grundspannung aufbauen, dann Kopf und Schulter leicht anheben, die Arme leicht angewinkelt anheben. Ziel: Kräftigung der geraden Bauchmuskeln. b) Mit der linken Hand das rechte Knie berühren, anschließend die andere Seite. Ziel: Kräftigung der schrägen Bauchmuskulatur. c) Mit dem rechten Arm und dem linken Bein auf den Boden drücken, rechtes Bein anwinkeln, Kopf und Schultern leicht anheben und mit der linken Hand gegen das rechte Knie drücken. Ziel: Muskelkräftigung vom Schultergürtel bis hin zur Wade und schräge Bauchmuskeln. d) Beine leicht angewinkelt, langsam die Hüfte anheben und so die Wirbelsäule vom Boden anheben. Ziel: Kräftigung der Rumpfmuskeln. Rechtes Knie mit beiden Händen fest umfassen und zur Brust ziehen. Arme dann strecken und mit dem Knie gegen den Widerstand der Hände drücken. Ziel: Dehnung und Kräftigung der Oberschenkel-, Gesäß- und Rückenmuskulatur.

4. Bauchlage

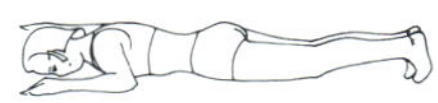

a) Die Arme liegen in U-Form neben dem Kopf. Beide Arme abheben und die Schulterblätter in Richtung Wirbelsäule zusammenschieben. Ziel: Kräftigung der Rücken- und Dehnung der Brustmuskulatur. b) Beide Arme leicht angewinkelt nach vorne auf den Boden legen. Arme und Oberkörper leicht anheben und langsam nach links und rechts verlagern. Ziel: Kräftigung der Rückenmuskulatur.

Info

Fitness-Riegel und andere Sportlernahrung haben nach Untersuchungen von Ernährungsexperten außer Zucker wenig zu bieten. Stattdessen sollten sportlich aktive Menschen, die etwas für ihre Knochen tun wollen, Bananen essen oder Studentenfutter knabbern. Eiweißpräparate sind überflüssig, lautet ein Fazit der Experten. Die meisten Menschen würden ohnehin über den Bedarf hinaus Eiweiß zu sich nehmen.

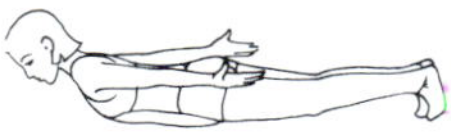

5. Grundspannung Bauchlage

Zur Vermeidung einer Hohlkreuzstellung ein festes Kissen oder eine Decke unter den Bauch legen. Stirn auf dem Boden, die Hände auf dem Gesäß. Gesäß- und Bauchmuskulatur leicht anspannen, den Kopf anheben und nach vorne herausstrecken. Dann beide Hände vom Gesäß abheben und oben kurz halten. Ziel: Anspannung der Rückenmuskulatur.

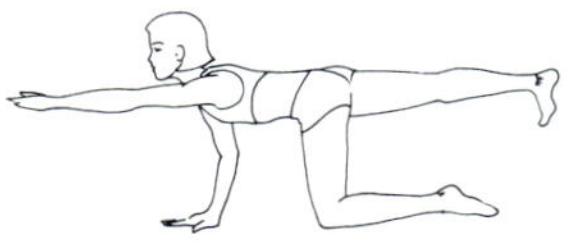

6. Vierfüßlerstand

Auf Händen (Ellbogen leicht gebeugt) und Knien stützen und Rücken dabei gerade halten. Wechselseitig ein Bein nach hinten wegstrecken, die Zehen heranziehen und dabei den Kopf nach vorne herausschieben. Steigerung: Linkes Bein nach hinten strecken und dabei den rechten Arm nach vorne nehmen und umgekehrt. Ziel: Kräftigung der Gesäß- und Rückenmuskulatur und Schulung des Gleichgewichtes. Bauch einziehen, Kopf auf die Brust nehmen und den Rücken nach oben ziehen („Katzenbuckel"), dabei ausatmen. Anschließend Kopf in den Nacken nehmen und Wirbelsäule behutsam nach unten durchdrücken („Pferderücken"), dabei einatmen. Ziel: Mobilisierung der Wirbelsäule, Dehnung und Kräftigung der Rumpfmuskulatur.

SenFi: ein Sport für Sie?

Ein Power-Workout, ausdrucksstark und sinnlich zugleich, das ist „Sensual Fighting", kurz „SenFi". Die Kombination aus westlichen Aerobic-Elementen und fernöstlichen Kampf- und Meditationsübungen trainiert den Körper, fördert den Stressabbau und sorgt für innere Ausgeglichenheit – rhythmisch im Walzertakt. Ideal auch für Anfänger ohne Kampfsporterfahrung. Wichtig bei SenFi ist der ständige Wechsel zwischen Anspannung und Entspannung, zwischen fließenden, dynamischen Bewegungen und schnellen Reaktionen. Kraft und Ruhe, Anspannen und Relaxen, liegen eng beieinander. Das Ungewöhnliche an SenFi ist der Dreivierteltakt. Der traditionelle Rhythmus bei archaischen Ritualtänzen vieler Stammesvölker soll die Teilnehmer in tranceähnliche Stimmung versetzen. Alltagsstress und Aggressionen abzubauen, Entspannung zu finden und sich trotzdem körperlich zu stärken, das ist das Ziel von SenFi.

Die zehn Gebote der Rückenschule

1. Bewegen Sie sich oft auf verschiedene Art und Weise, das heißt: Trainieren Sie alle Muskelgruppen. Denken Sie immer an den Grundsatz: „Wer rastet, der rostet."
2. Beugen Sie beim Bücken Hüft- und Kniegelenke und halten Sie den Rücken gerade. Bereiten Sie sich mit geeigneten Übungen auf rückenbelastende Tätigkeiten wie z. B. Schneeschaufeln oder Gartenarbeiten rechtzeitig vor.
3. Gestalten Sie Ihren Arbeitsplatz „rückenfreundlich".
4. Vermeiden Sie das Tragen schwerer Lasten. Verbannen Sie Gedanken wie „Ach was, das eine Mal wird schon nicht schaden". Wenn es wirklich nicht anders geht, verteilen Sie die Lasten auf beiden Seiten und halten Sie sie eng am Körper.
5. Achten Sie auf Schuhe mit festem Fußbett, aber weicher Sohle, das wirkt wie Stoßdämpfer für Wirbelsäule und Gelenke. Vermeiden Sie hohe Absätze zur Vermeidung einer Hohlkreuzstellung.
6. Halten Sie beim Sitzen den Rücken gerade und stützen Sie den Oberkörper ab. Wechseln Sie die Haltung öfters, aber verdrehen Sie den Oberkörper nicht.
7. Schwimmen Sie gerne? Gut! Das lockert und stärkt die Rückenmuskulatur. Der Auftrieb im Wasser und die gestreckte Rückenhaltung entlasten außerdem die Wirbelsäule.
8. Dehnen Sie Ihre Muskeln täglich und trainieren Sie die Rumpfmuskulatur. Machen Sie regelmäßige Atem- und Entspannungsübungen nach langem Sitzen im Auto oder im Büro.
9. „Wie man sich bettet, so liegt man." Beim Liegen gilt: Achten Sie auf eine physiologische Form der Wirbelsäule in Rücken- und Seitenlage. Kissen oder Rollen können als Ausgleich dienen. Durchgelegene, alte Matratzen sind Gift für Ihren Rücken. Zu empfehlen sind ein harter Bettrost und darauf eine weiche Matratze, sodass der Körper überall gleich aufliegt. Tipp: Ein Abendspaziergang vor dem Schlafen lockert die Muskeln.
10. Achten Sie auf ein ideales Körpergewicht. Jedes überflüssige Kilo belastet die Gelenke und die Bandscheiben.

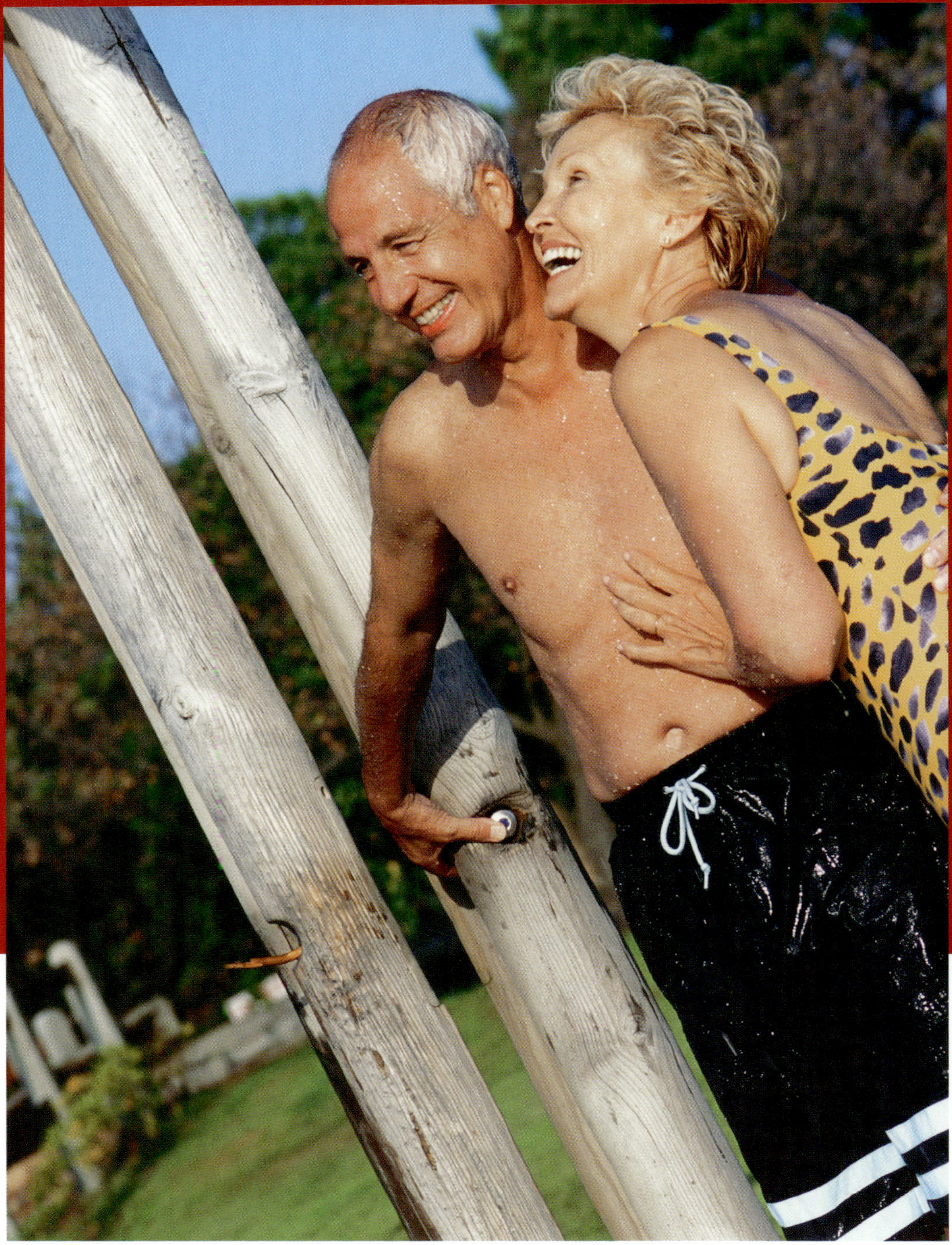

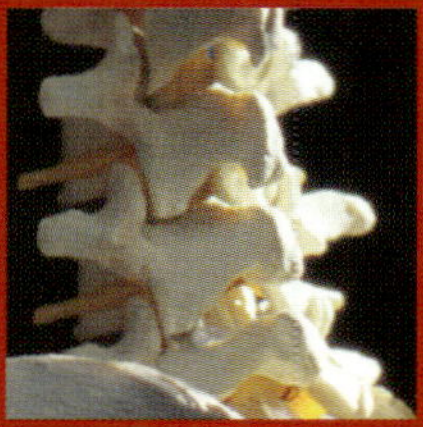

Osteoporose erfolgreich behandeln

Bis vor kurzem war die Diagnose Osteoporose geradezu schicksalhaft. Doch wissenschaftliche Erkenntnis passiert zuweilen in Quantensprüngen, und Ärzte verstehen mittlerweile das Organ Knochen viel besser. Dazu kommt, dass es neue Medikamente gibt, die den Knochenabbau hemmen und erstmals auch welche, die den Knochenaufbau fördern. Das bedeutet: Die Medizin kann heute eine Osteoporose vermeiden helfen und eine bestehende zumindest stoppen, die Beschwerden sehr gut lindern und den Betroffenen Lebensmut und ihre Beweglichkeit wieder zurückgeben.
Dabei gilt es, entweder den weiteren Knochenabbau zu bremsen oder den Knochenaufbau zu fördern. Das kann auf verschiedene Arten passieren, am wichtigsten ist auf jeden Fall ein Osteoporose-Management, das auf den Patienten zugeschnitten ist. Unterstützt durch ein maßgeschneidertes Bewegungsprogramm wird der Knochen maximal unterstützt.

Warum Ausdauer und Konsequenz so wichtig sind

Das Wichtigste: Für eine Behandlung ist es nie zu spät! Vor 100 Jahren – das sollte man nie vergessen – haben viele Frauen die Menopause gar nicht erreicht. Das Durchschnittsalter für Frauen liegt heute bei über 80 Jahren. Das bedeutet aber auch, dass die Mehrzahl der Frauen älter als 50 sind und sowohl das Bedürfnis als auch das Recht haben, aktiv am Leben teilzunehmen.

Bei über die Nahrung und über übliche Tablettendosierungen eingenommenen Mengen an Vitamin D besteht keine Gefahr der Überdosierung. Bei Dosen, die über 1000 Internationale Einheiten (I. E.) pro Tag liegen, können aber Appetitlosigkeit, Übelkeit, Durstgefühl und Erbrechen auftreten.

Geduld garantiert den Erfolg

Das wichtigste Ziel der Osteoporose-Behandlung ist die Vermeidung von Brüchen. Jede Therapiestrategie muss daran gemessen werden, ob sie in der Lage ist, das Frakturrisiko zu senken.

Ist es einmal zur Erkrankung gekommen, so ist in den meisten Fällen nur über eine Behandlung mit Medikamenten eine Besserung zu erreichen. Das funktioniert nur mit Ihrer Mitarbeit! Gerade bei chronischen Erkrankungen fällt es oft schwer, Medikamente regelmäßig einzunehmen – vor allem, wenn man von der Erkrankung am Anfang eigentlich gar nicht besonders viel merkt. Dass sich die Osteoporose immer weiter verschlimmern kann, wird leider leicht vergessen. Geduld und Ausdauer sind unentbehrlich, denn die Erkrankung ist über viele Jahre entstanden und braucht eine lange Zeit, um erfolgreich therapiert zu werden.

Geben Sie nicht auf!

Phasen der Ungeduld, vielleicht auch schwere Tiefschläge wird es geben, darauf sollten Sie vorbereitet sein. Aber denken Sie in diesem Fall an die vielen Jahre, die noch vor Ihnen liegen und die Sie mobil und unbeschwert verbringen möchten. Ein guter Arzt kennt diese Phasen. Er motiviert Sie und hält Sie beharrlich bei der eingeschlagenen Behandlungsstrategie. Die gute Motivation für Sie: Wenn Sie schwarz auf weiß sehen, wie die Knochendichte wieder ansteigt oder zumindest nicht weiter abfällt. Das ist ein nicht zu unterschätzendes psychologisches Signal.

Um Knochenschwund erfolgreich in den Griff zu bekommen, sind vor allem zwei Dinge wichtig: Geduld und Beharrlichkeit.
Aber Selbstmotivation ist nicht immer einfach. Hier ein paar Tipps:

- *Halten Sie sich Ihre persönliche Motivation – nämlich gesund zu werden oder zu bleiben – täglich vor Augen.*
- *Bauen Sie Demotivatoren ab.*
- *Nehmen Sie Ihre Medikamente regelmäßig ein.*
- *Belohnen Sie sich selbst und feiern Sie Erfolge!*

Kalzium und Vitamin D für den Start

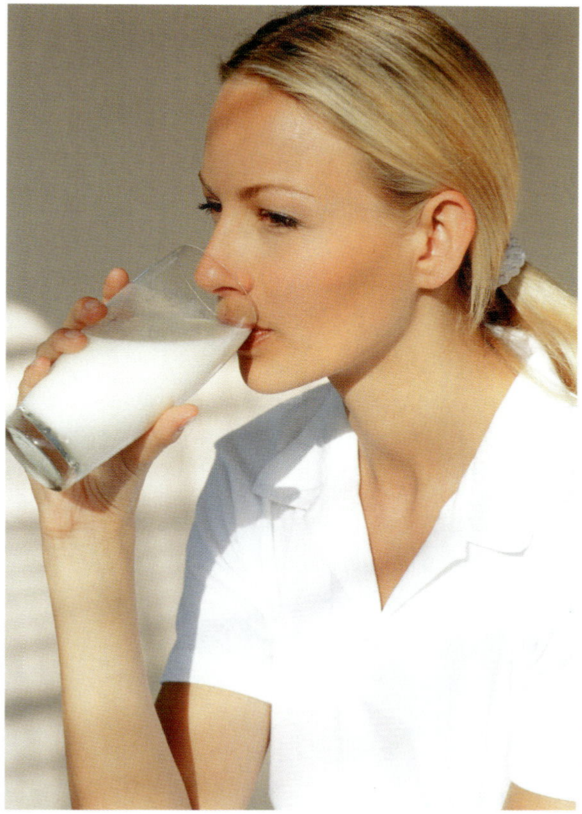

Als Richtschnur bei einer langsam voranschreitenden Osteoporose kann eine Zufuhr von 1000 mg täglich gelten. Wenn Ihr Arzt zu Beginn der Behandlung 1000 mg Kalzium und 1000 I. E. (= Internationale Einheiten) Vitamin D verordnet, dann entspricht das dem vielfach erprobten und weltweit gültigen Standard. Diese Stoffe gibt es als Tabletten, Pulver oder Brausetabletten, die zum Essen eingenommen werden. Es gibt auch Kombinationspräparate. Dabei wird die Zufuhr idealerweise über den Tag verteilt.

Unentbehrliche Kombination

Obwohl die ausreichende Versorgung mit Kalzium und Vitamin D theoretisch durch die Nahrung erfolgen könnte, zeigen Erfahrungen, dass die notwendigen Mengen nicht erreicht werden. Wichtig ist vor allem die Kombination mit Vitamin D, weil nur dann der Verdauungstrakt das Kalzium gut aufnehmen kann. Häufig ist deshalb ein Vitamin-D-haltiges Medikament notwendig.

In den letzten Jahren wurden umfangreiche Studien durchgeführt, die die gängige Therapiepraxis bestätigen. Menschen, die einen mehr oder weniger ausgeprägten Mangel an Kalzium und Vitamin D aufweisen, profitieren in Hinblick auf das Risiko von Knochenbrüchen von der täglichen Einnahme von 1000 mg Kalzium und der gleichzeitig dazu erfolgenden Einnahme von Vitamin D. Dieser Therapie sollte natürlich eine Bestimmung des Kalziumwertes vorausgehen, und der Therapieerfolg sollte überprüft werden.

Vor allem Nierenpatienten profitieren von aktivem Vitamin D.

Vitamin D fördert die Aufnahme von Kalzium aus dem Darm und den Ein-

Es gibt Patienten, die Kalziumpräparate nicht erhalten sollen. Dazu zählen jene, bei denen der Blutkalziumspiegel erhöht ist oder die ein erhöhtes Nierensteinrisiko haben. Der Arzt berät Betroffene dann über weitere Behandlungsschritte.

Tipps für ein gutes Arztgespräch

Sie sollten mitnehmen:

- *Schreibmaterial,*
- *Krankenunterlagen bzw. Befunde.*

Schreiben Sie vor dem Gespräch auf:

- *Ihre wichtigsten Fragen an den Arzt,*
- *Beschwerden und Symptome,*
- *Probleme, die mit der Behandlung zusammenhängen,*
- *worüber Sie sich Sorgen machen (Beruf – Familie – Geld – Freunde – Zukunft).*

Beim Gespräch:

- *Fragen Sie, wie viel Zeit Sie für das Gespräch haben, und stellen Sie dann Ihre vorbereiteten Fragen.*
- *Falls Sie in dem folgenden Gespräch etwas nicht verstehen, machen Sie eine kurze Notiz.*
- *Wenn Sie mit etwas nicht einverstanden sind, sagen Sie das. Nur dann kann der Arzt mit Ihnen einen anderen Weg suchen.*
- *Gesprächsschluss: Haben Sie alle Fragen stellen können?*
- *Wissen Sie, wie es für Sie weitergeht?*

bau in die Knochengrundsubstanz. Relativer Mangel an Vitamin D kommt bei älteren Menschen und bei Patienten mit Darmerkrankungen häufig vor. Im Alter nimmt der Umbau des zugeführten Vitamins D in die aktive, wirksame Form ab. Wer unter chronischen Nieren- und Lebererkrankungen leidet, bei dem ist die Aktivierung von Vitamin D gestört. Dann entscheidet sich der Arzt meist für den Einsatz so genannter aktiver Vitamin-D-Präparate. Dabei handelt es sich um eine besonders wirksame Substanz, die für den normalen Ablauf der Stoffwechselprozesse unentbehrlich ist. Sie ist aber teuer und wird daher nicht als Mittel erster Wahl eingesetzt. Wichtigste Gründe für die Verwendung aktiver Vitamin-D-Präparate sind etwa chronisches Nierenversagen, Dialyseabhängigkeit oder chronische Lebererkrankungen.

Hormonersatztherapie & Osteoporose auf dem Prüfstand

Um die unangenehmen Begleiterscheinungen der Wechseljahre zu lindern, aber auch um das Osteoporose-Risiko zu vermindern, bekommen Frauen eine Hormonersatztherapie, kurz HET oder auch HRT (Hormon Replacement Therapy) genannt, in Form von Östrogen und Gestagen.
Nutzen und Risiken dieser Therapie werden heute allerdings sehr kritisch gegeneinander abgewogen. Die Mediziner raten vorbelasteten Frauen (mit hohem Risiko für Brustkrebs, Thrombosen oder Herz-Kreislauf-Erkrankungen) jetzt von Hormonen ab. Man weiß heute z. B. auch, dass die Risiken mit der Therapiedauer steigen. Daher wird ein Arzt die Behandlung heute nicht mehr länger als notwendig führen, weder zur Osteoporose-Vorbeugung noch als Anti-Aging-Methode.

Die so genannte Women's-Health-Initiative-Studie in den USA brachte die Fachwelt zum Umdenken. Die Studie wurde nämlich wegen zu hoher Risiken für die Testpersonen vorzeitig abgebrochen. Das Fazit der Wissenschaftler: Die bisherigen Vorteile einer Hormon-Ersatz-Therapie zur Vorbeugung und Behandlung der Osteoporose können Nachteile mit sich bringen, eine langjährige Hormongabe zur Verhinderung von Knochenschwund ist unter diesen Vorzeichen äußerst genau zu prüfen.

Wirkungsvolle Hilfe bei Wechselbeschwerden

Um die bekannten Wechselbeschwerden zu lindern, hat sich die Hormontherapie bewährt, das sollte man ganz klar sagen, und ihr bisheriger Stellenwert zu diesem Zweck sollte auch erhalten bleiben. Nach den Wechseljahren kann eine Hormontherapie den Knochenabbau hemmen, dabei wird allerdings Knochen nur in geringen Maßen aufgebaut. Das heißt, der Knochenstoffwechsel wird durch die Gabe von Hormonen auf dem Normalmaß gehalten, im normalen Gleichgewicht zwischen Knochenaufbau und -abbau, so wie es in der Zeit vor den Wechseljahren war.

Der Arzt prüft den Nutzen genau

Hormone sollte man nur den 30 % der Frauen mit starken Wechselbeschwerden unter Berücksichtigung aller Risikofaktoren verschreiben, so der Tenor der Fachwelt. Hat sich eine Frau zu einer Therapie entschieden, ist es wichtig, ein maßgeschneidertes Programm zusammenzustellen, denn jeder Organismus reagiert individuell auf die Hormongaben. Die Devise muss lauten: So wenig wie möglich und so viel wie nötig.

Darüber hinaus muss sich die Betroffene darüber im Klaren sein, dass eine Hormon-Ersatz-Medikation gegen Osteoporose nur so lange wirkt, wie sie eingesetzt wird. Wer sich lebenslang vor Knochenschwund schützen will, muss die HRT auch lebenslang einnehmen. Nur steht diesem therapeutischen Nutzen ein unverhältnismäßig großes Risiko gegenüber, wie man seit einiger Zeit weiß. Für die medikamentöse Behandlung von Osteoporose stehen inzwischen hochwirksame

Die Empfehlung der Experten für die Hormonersatztherapie lautet:

- *Nur bei starken Wechseljahrbeschwerden,*
- *so niedrig dosiert wie möglich,*
- *so kurz wie möglich,*
- *zur Osteoporose-Vorbeugung nur, wenn andere Mittel nicht in Frage kommen.*

Eine Hormonersatztherapie wird vom Arzt genau abgewogen. Sie ist natürlich nicht nur für die Knochen sehr nützlich, andererseits ist sie unsinnig, wenn nur die Knochendichte gesteigert werden soll. Dafür stehen andere Medikamente, wie zum Beispiel die Gruppe der Bisphosphonate, zur Verfügung.

Substanzen (Bisphosphonate der neueren Generation und SERMs, siehe S. 97 f.) zur Verfügung, die den postmenopausalen Knochenschwund wirksam bekämpfen.

Risiken im Vorfeld abklären

Falls keine Gegenanzeigen (Unverträglichkeit, erhöhtes Krebsrisiko, Thromboseneigung etc.) bestehen, verschreibt der Arzt die fehlenden Hormone – nach Erhebung des Hormonstatus und einer Knochendichtemessung – in Form von Östrogen-Gestagen-Präparaten. Normalerweise erfolgt die HRT mit einer kontinuierlichen Östrogengabe und zyklischer oder kontinuierlicher Gestagengabe. Bei Frauen, denen die Gebärmutter entfernt wurde, ist der Gestagenzusatz nicht erforderlich. Es gibt verschiedene Möglichkeiten, die benötigten Hormone aufzunehmen: als Tablette, in Form eines Hautpflasters, als Depotpräparate, die in Form von Östradiol-Kristallen in einen Muskel gespritzt werden. Die Hormonersatztherapie wirkt nur, solange sie verabreicht wird. Nach dem Absetzen geht der schützende Effekt auf das Knochenbruchrisiko relativ bald verloren.

Pflanzliche Östrogene

Unsere weiblichen Ahnen taten während der Wechseljahre intuitiv genau das Richtige. Auf den Teller kamen – schon bedingt durch den natürlichen Zahnausfall – vermehrt Hülsenfrüchte. Unter dem Begriff Phytoöstrogene

Was können Phytoöstrogene?

Phytoöstrogene sind sekundäre Pflanzenstoffe, die in unterschiedlicher Konzentration und biochemischer Struktur in verschiedenen Pflanzen vorkommen. In ihrer Struktur ähneln sie dem 17-Beta-Östradiol, das heißt dem weiblichen Keimdrüsenhormon. Dieses so genannte Follikelhormon regelt unter anderem den Menstruationszyklus und wirkt spezifisch auf die weiblichen Geschlechtsorgane, die Brustdrüsen und auf bestimmte Zentren im Zwischenhirn. Der ähnliche chemische Aufbau der pflanzlichen Substanzen führt dazu, dass die Phytoöstrogene an die Östrogenrezeptoren im menschlichen Stoffwechsel „andocken“ können. Ihre Wirkung ist im Vergleich zum körpereigenen Hormon aber um vieles schwächer. Nach den bislang vorliegenden Studien erhalten bzw. erhöhen Phytoöstrogene die Knochenmasse und verbessern so vermutlich auch die Stabilität der Knochen. Weitere Studien müssen jedoch noch abgewartet werden, um ein verlässliches Bild geben zu können.

werden die pflanzlichen Bestandteile Isoflavon und Ligan zusammengefasst. Hauptlieferant sind Hülsenfrüchte und darunter ganz besonders die Sojabohne. Aber auch Erdnüsse und unsere heimische Pflanze Rotklee enthalten pflanzliche Östrogene.

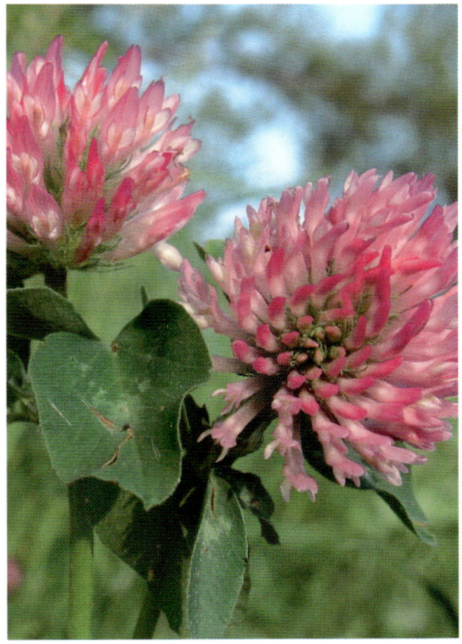

Außerdem bereiteten sie ihr Essen mit reichlich Fett, wie mit Gänseschmalz, Öl oder Butter, zu. Die Nahrung enthielt damit mehr Phytoöstrogene, also pflanzliche Östrogene, komplexe Kohlenhydrate, Eiweiße, Folsäure und mehr Fett, als die Mahlzeiten des vorangegangenen Lebensabschnitts.
Parallel dazu waren unsere Urgroßmütter – wie in jungen Jahren – körperlich viel aktiver, Feldarbeit stand bei vielen weiterhin auf dem Programm. Durch Sonne, viel Bewegung an der frischen Luft und die verstärkte Aufnahme von Fetten hielten sie ihre Knochen stabil, und die heute typischen Beschwerden traten kaum auf.

Viel schwächer

Phytoöstrogene sind allerdings viel schwächer als medikamentöse Östrogene, ihre Wirkung auf das Knochenbruchrisiko ist noch nicht belegt. Tatsache ist aber, dass sie viele Beschwerden der Wechseljahre mildern können.
Damit Phytoöstrogene ihre schützende Wirkung entfalten können, müssen sie langfristig und in ausreichender Menge in die Ernährung integriert werden. Nur wer regelmäßig Phytoöstrogene zu sich nimmt, kann mit ihrer Schutzwirkung rechnen. Das bedeutet für die meisten Menschen in den Industrieländern eine konsequente Ernährungsumstellung, die dauerhaft eingehalten werden muss. Dabei sind Disziplin und Durchhaltevermögen erforderlich!

SERMs – was ist das?

Ähnlich wie Östrogene wirken die so genannten SERMs, die vor einigen Jahren erstmals auf breiter Ebene zur Therapie der Osteoporose eingesetzt wurden. SERMs ist eine Abkürzung und steht für Selective Estrogen Receptor Modulators. Viele bezeichneten diese Substanzgruppe früher als

SERMs können viel, Wechselbeschwerden verbessern sie allerdings nicht. Im Einzelfall wurden sogar Verschlechterungen beobachtet. In neuen Studien wurde festgestellt, dass die Einnahme von SERMs das Risiko verringert, an bestimmten Formen von Brustkrebs zu erkranken. Das große Plus: SERMs haben einen positiven Einfluss auf den Lipidstoffwechsel, senken also Cholesterin- und Triglyceridwerte im Blut.

„Designer-Hormone". Sie ähneln in ihrem Aufbau den natürlichen Hormonen, können je nach Organ an bestimmte Rezeptoren andocken und unterschiedliche Wirkungen ausüben. SERMs wirken am Knochen so wie die vom Körper selbst produzierten Östrogene, sie hemmen also die knochenabbauenden Zellen (Osteoklasten). An der weiblichen Brust und an der Gebärmutterschleimhaut haben SERMs aber „anti-östrogene" Wirkung, das bedeutet, dass es hier auch zu keinen unerwünschten Wirkungen kommt. Es gibt eine ganze Reihe von Frauen mit Osteoporose, für die eine Hormonsubstitution aus verschiedenen Gründen (Brustkrebs- und Gebärmutterkrebsrisiko, Thromboseneigung) nicht in Frage kommt. SERMs stellen hier eine Alternative dar.

Beispiel Tamoxifen

Tamoxifen wird bei Patienten mit Brustkrebs eingesetzt. Es wirkt wie ein Antiöstrogen auf das Brustgewebe, aber wie ein Östrogen auf andere Organe. Einige Studien haben einen großen Vorteil gezeigt. Gestreute Tumorzellen des Brustkrebses, die noch Östrogenrezeptoren auf der Zelloberfläche haben, werden durch Tamoxifen in ihrem Wachstum gebremst. Auf Knochen, Leber und Fettstoffwechsel wirkt Tamoxifen aber wie ein Östrogen. Diese positive Wirkung wurde mit Raloxifen noch weiterentwickelt.

Beispiel Raloxifen (Evista)

In Österreich und Deutschland ist zum jetzigen Zeitpunkt aus der Gruppe der SERMs die Substanz Raloxifen im Handel. Eine weltweite Studie hat gezeigt, dass Raloxifen das Risiko für das Neuauftreten eines Wirbelkörperbruchs im Vergleich zur Plazebogruppe halbiert. Auch das Brustkrebsrisiko nimmt unter einer Raloxifentherapie ab. Als Empfehlung gilt die dauernde Einnahme von 60 mg Raloxifen täglich, ergänzt um eine Kalzium- und Vitamin-D-Gabe. Nebenwirkungen sind bei einer Therapie mit Raloxifen nicht zu erwarten.

Parathormon für starke Knochen

Die knochenstärkende Wirkung des Parathormons, ein Hormon der Nebenschilddrüsen, ist seit mehr als einem halben Jahrhundert bekannt. Das Parathormon und sein Gegenspieler, das Kalzitonin aus den C-Zellen der Schilddrüse, regulieren den Kalzium- und Phosphathaushalt des menschlichen Organismus. Die Hauptwirkung des Parathormons besteht in einer Erhöhung des Kalziumspiegels im Blut.

Bei einmal täglicher Anwendung ist die knochenaufbauende Wirkung sehr ausgeprägt. Es ist allerdings erst seit kurzem möglich, dieses Hormon in größeren Mengen synthetisch herzustellen. Das Parathormon ist auf jeden Fall einer der wichtigsten Hoffnungsträger für die zukünftige Osteoporose-Therapie.

In Europa ist ein Medikament mit dem Handelsnamen Forsteo seit kurzem von der EMEA (The European Agency for the Evaluation of Medicinal Products) zugelassen. Weil Tabletten durch die Magensäure zerstört würden, muss man das Parathormon per Injektion verabreichen. Forsteo ist geeignet zur Therapie der Osteoporose bei postmenopausalen Frauen, insbesondere dann, wenn sich trotz medikamentöser Therapie die Knochenmineraldichte und/oder der Frakturstatus verschlechtert haben oder sich die bisherige Therapie als unverträglich erwiesen hat.

Die Forsteo-Therapie ist nebenwirkungsarm, beruht auf einem physiologischen Prinzip und ist aufgrund ihrer knochenaufbauenden Wirkung eine wertvolle Ergänzung zu den bisher verfügbaren, überwiegend knochenabbauhemmenden Therapeutika insbesondere für schwere Osteoporosefälle.

Das neue Behandlungsprinzip erlaubt erstmals eine knochenanabole Therapie mit erwiesener klinischer Wirksamkeit und Sicherheit. PTH bereichert daher das Spektrum der Behandlungsmöglichkeiten und bietet vor allem Patienten mit schwerer Osteoporose eine neue Therapieoption.

Teure Forschung

Mediziner verstehen immer besser, wie Wachstumsfaktoren einen gebrochenen Knochen schneller heilen lassen. Laufende Tests werden eine erfolgreiche Therapie in Zukunft wesentlich erleichtern. Trotzdem: Der Prozess, bei dem Ideen zu Medikamenten werden, scheint ins Stocken geraten zu sein. Entgegen allen Hoffnungen, dass die neuen Methoden der Molekularbiologie in Verbindung mit der Sequenzierung des menschlichen Erbgutes die Industrie beflügeln würden, trotz steigender Forschungsaufwendungen der Firmen – weltweit 45 Milliarden US-Dollar – quellen die Forschungspipelines derzeit nicht gerade über.

Leptin

Ein anderer, jedoch noch sehr spekulativer Hoffnungsträger bei der Behandlung des Knochenschwundes ist das Hormon Leptin. Dieses von Fettzellen gebildete Hormon beeinflusst den Zuckerstoffwechsel und die

Produktion von Geschlechtshormonen. Dass ein Mangel an Geschlechtshormonen den Knochenabbau steigert, während Übergewicht ihn hemmt, ist schon länger bekannt. Die Wissenschaft vermutet daher, dass ein gemeinsamer Regelkreis für die Steuerung der Knochenmasse, des Gewichtes und der Keimdrüsen verantwortlich ist. Alles scheint dafür zu sprechen, dass Leptin den Aufbau von Knochengewebe hemmt. Forscher hoffen, dass durch die Beeinflussung des Leptinspiegels eine neue Behandlungsform bei Osteoporose gefunden wird.

Wachstumsfaktoren – neue Hoffnungsträger?

Die Forschung arbeitet stetig und mit großem Einsatz an neuen Therapien gegen den Knochenschwund. Einer der Hoffnungsträger sind Wachstumsfaktoren. Dabei handelt es sich um körpereigene Botenstoffe, die auf Zellen eine aktivierende Wirkung ausüben und sie zu Teilung und Vermehrung anregen können. Sie werden vor allem von Zellen des Knochenmarks produziert und regeln die Vermehrung, die Funktion und das Zusammenspiel der Knochenzellen.

Statine

Die Entdeckung des positiven Einflusses der Blutfettsenker auf die Knochenbildung war ein Zufall. Ein Forscherteam in Texas hatte 30.000 Wirkstoffe untersucht, um ein Gen zu aktivieren, das die Knochenbildung ankurbelt. Dabei zeigte sich im Labor, dass die Statine, die heute zur Therapie hoher Cholesterinspiegel eingesetzt werden, Knochen bildende Zellen anregen. Versuche mit Ratten und Mäusen zeigten, dass Statine bei ihnen das Knochenwachstum fördern.

Seit längerem wissen Forscher, dass die Knochenheilung nach einem Bruch durch die örtliche Anwendung von Wachstumsfaktoren stimuliert werden kann. Unklar war aber bisher, wie diese Wachstumsfaktoren die frühe Phase der Knochenheilung beeinflussen. Heilungsgewebe, der so genannte Kallus, bildet sich nach Knochenbrüchen aus verschiedenen Gewebetypen (u. a. aus Zellen des Knochenmarks und der Knochenhaut sowie des dazugehörigen Bindegewebes). Durch späteren Umbau mit Zwischenstufen von Knorpel und gehärtet durch Kalziumeinlagerung reift schließlich das endgültige Knochengewebe heran.

Die Zukunftshoffnung der Forscher liegt nun darin, mit maßgeschneiderten Wachstumsfaktoren die verschiedenen Formen der Osteoporose gezielt behandeln zu können.

Fettsenker und Knochenstärker: Statine

Menschen mit hohen Cholesterinwerten können durch Statine ihr Gesundheitsrisiko deutlich senken – das ist bekannt. Neben der günstigen Wirkung auf die Fettwerte haben Statine vielleicht weitere vorteilhafte Effekte, auch im Zusammenhang mit Osteoporose. Auf Grund ihres molekularen Wirkmechanismus scheinen Statine in der Lage zu sein, die Knochendichte zu erhöhen und damit das Bruchrisiko als Folge des Knochenschwundes zu senken.

Anabolika für den Muskelaufbau

Was sind Anabolika?

Viele kennen den Begriff aus dem Sport und verbinden damit Doping – also Leistungssteigerung auf die Schnelle. Die künstlich hergestellten Hormone haben aber auch andere Facetten, die man im Zusammenhang mit einer Osteoporose nutzen kann.

Der mögliche Nutzen im Zusammenhang mit Knochenschwund ist Medizinern seit längerem bekannt. Die Muskel aufbauende und damit Kraft fördernde Wirkung der Anabolika bewirkt indirekt nämlich eine Knochenstabilisierung. Auch eine direkte Wirkung auf die Knochen aufbauenden Zellen kann nachgewiesen werden. Sinnvoll ist die Anwendung bei muskelschwachen und ausgezehrten Patienten. Die Medikamente werden einmal monatlich gespritzt, die Behandlungszeit ist allerdings auf drei Jahre begrenzt. Denn mögliche Schäden der Leber oder eine stärkere Vermännlichung der Frau müssen bedacht werden. Wichtig: Wird die Behandlung bei Männern durchgeführt, muss vor einer solchen Therapie ein Prostatakrebs ausgeschlossen werden, denn schlummernde Zellen würden durch Anabolika aktiviert. Außerdem kann es beim starken Geschlecht zu einer Beeinträchtigung der Sexualfunktion kommen.

Kalzitonin – nicht mehr erste Wahl

Kalzitonin ist ein weiteres körpereigenes Hormon, das in der Schilddrüse gebildet wird und den Knochenabbau hemmt. Untersuchungen haben nachgewiesen, dass es unter einer Kalzitonin-Therapie bei Patienten, deren Osteoporose bereits relativ weit fortgeschritten ist, zu einem geringen Knochenzuwachs kommt; Ergebnisse zum damit einhergehenden Frakturrisiko liegen aber noch nicht vor. Außerdem wirkt Kalzitonin mitunter schmerzlindernd – dieser Umstand kann sich günstig bei schmerzhaften, osteoporotisch bedingten Knochenbrüchen auswirken. Das Hormon kann unter die Haut gespritzt oder als Nasenspray eingenommen werden. Eine längere Anwendung von Nasenspray führt u. U. zu einer Reizung der Nasenschleimhaut und zu einer Reihe von Nebenwirkungen wie Hitzegefühlen bis hin zum Erbrechen. Ihr Einsatz ist aber durch die einfachere Anwendung und die höhere Effektivität der Bisphosphonat-Therapie deutlich eingeschränkt worden.

Fluoride sind kaum noch im Einsatz

Fluoridpräparate werden seit längerer Zeit in der Osteoporose-Therapie eingesetzt. Dennoch gibt es um die Wirksamkeit von Fluoridpräparaten erbitterte Diskussionen.
Es ist bisher nicht zweifelsfrei gelungen, nachzuweisen, dass die Fluor-Therapie eine Verminderung der Knochenbruchhäufigkeit – und das muss ja vorrangiges Ziel jeder Osteoporose-Therapie sein – nach sich zieht. Manche Studien kamen sogar zu dem Ergebnis, dass trotz deutlicher Zunahme der Knochendichte unter Fluor-Therapie, die Häufigkeit von Knochenbrüchen leicht ansteigt.

Fluoride – eine Frage der Dosis?

Nun wurde festgestellt, dass bisher möglicherweise zu hohe Fluordosen (75 bis 100 mg/täglich) eingesetzt wurden und es bei niedriger Dosierung (25 bis 50 mg/täglich) doch zu einer Verminderung der Häufigkeit von Knochenbrüchen kommt. Wie dem auch immer sei – in jedem Fall muss Fluor getrennt von Kalzium verabreicht werden, um eine ausreichende Mineralisation des neu gebildeten Knochens zu gewährleisten. Manche Patienten reagieren auf die Gabe von Fluor mit sehr starkem Knochenzuwachs, andere (etwa 30 % der Behandelten) kaum oder gar nicht. Es ist bisher nicht möglich, verlässlich vorauszusagen, welche Patienten von einer Fluor-Medikation profitieren werden und welche nicht. Nebenwirkungen (Übelkeit, Erbrechen, Oberbauchbeschwerden, Durchfall, Gelenkschmerzen) treten während der Fluor-Therapie relativ häufig auf – verschwinden allerdings nach Absetzen des Medikamentes meist auch rasch wieder.

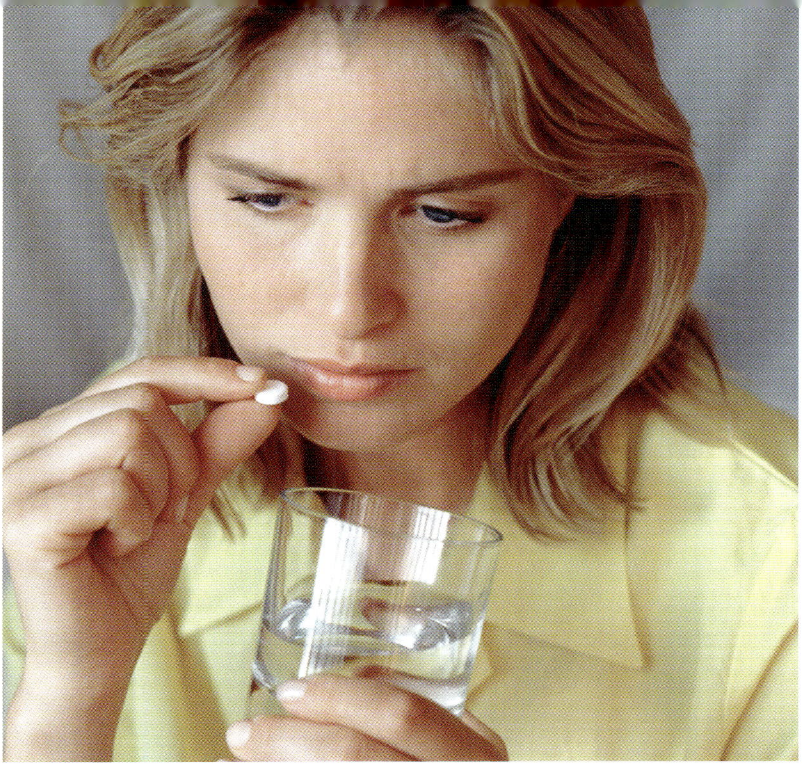

Operationsmethoden

Manchmal können auch Operationen bei Knochenschwund sinnvoll sein. Im Gespräch sind mittlerweile vor allem so genannte minimal-invasive Eingriffe mit Hilfe der modernen Schlüssellochchirurgie.

Vertebroplastik – künstlicher Zement für die Knochen

Bei diesem Verfahren wird bei einem eingebrochenen Wirbelkörper oder bei Wirbelkörpern, die knapp vor einem Einbruch stehen, Zement in den Wirbelkörper eingespritzt. Damit wird einem weiteren Einbruch und einer Deformitätsentwicklung vorgebeugt und der Knochen stabilisiert. Diese minimal-invasive Behandlungsmethode wird im Allgemeinen unter Narkose oder örtlicher Betäubung durchgeführt.

Minimal-invasiv nennen Ärzte Eingriffe, die mit geringer Gewebeverletzung durchgeführt werden können.

Dabei wird eine Nadel durch die Haut in den Wirbelkörper gebracht. Mit einer zuschaltbaren Computertomografie kann man den Verlauf der Nadel verfolgen. Der Knochenzement wird in kurzer Zeit in den Wirbel eingespritzt. Wichtig ist, dass ausschließlich der Wirbelkörper aufgefüllt wird und kein Zement in Gefäße oder in den Wirbelkanal sickert. Durch die Röntgenkontrolle besteht dafür nur ein geringes Risiko. Häufig sind die

Patienten schon am selben Tag schmerzfrei. Die Behandlung kann theoretisch an mehreren Wirbelkörpern durchgeführt werden. Sie wird aber in der Regel auf die schmerzhaften und in der Magnetresonanz eindeutig veränderten Wirbelkörper beschränkt.

Kyphoplastik

Noch größeren Erfolg verspricht eine weitergehende Technik: die Kyphoplastik, die ebenfalls minimal-invasiv durchgeführt wird. Der Patient ist dabei allerdings in Vollnarkose. Durch zwei kleine Stiche rechts und links des betroffenen Wirbels wird eine Kanüle vorgeschoben. Ein Ballon wird eingeführt. Eine Flüssigkeit bläst den Ballon auf und richtet so den Wirbel auf. Nach Entfernung des Ballons spritzen die Chirurgen Biozement ein, der schon bei Körpertemperatur fest wird und keine gesunden Knochenzellen zerstört. In Zukunft sollen aber auch biologische Knochenersatzstoffe, die im Laufe der Zeit zu Knochen umgebaut werden, zum Einsatz kommen.

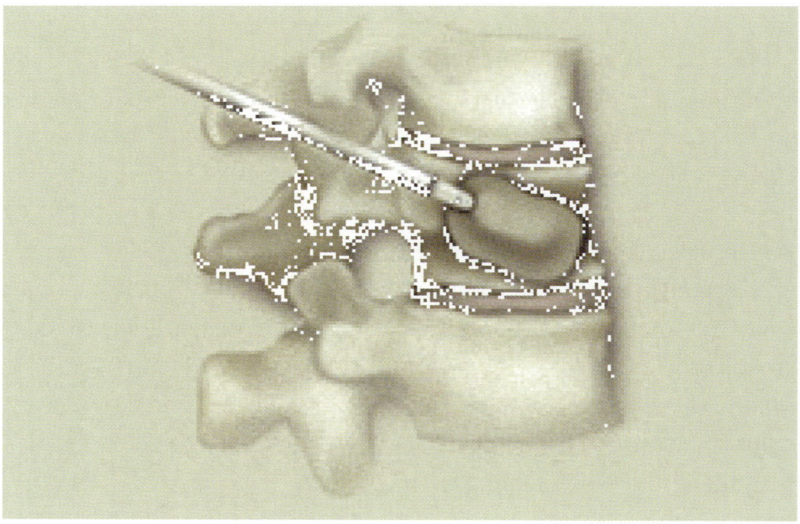

Bisphosphonate, einfach effektiv

Die ersten Berichte über die biologische Wirksamkeit der Bisphosphonate gab es bereits vor mehr als 20 Jahren. Seit einigen Jahren werden Bisphosphonate in der Krebstherapie beim Auftreten von Tochtergeschwülsten im Knochen eingesetzt. Mittlerweile haben die Bisphosphonate auch ein anderes Einsatzgebiet erobert – sie bekämpfen wirkungsvoll die Osteoporose und stellen eine Alternative zur Hormonersatztherapie dar.

Wirksam und sicher

Wie die Bisphosphonate genau wirken, ist noch nicht vollständig geklärt. Aber gesichert ist, dass sie den Knochenabbau hemmen, die Knochenumbaurate vermindern und die Bilanz zwischen Knochenabbau und Knochenneubildung günstig beeinflussen. Dadurch können Knochenfrakturen vermieden und die damit zusammenhängenden Beschwerden reduziert werden. Der neu entstandene Knochen ähnelt in Struktur und Belastbarkeit dem physiologischen. Bisphosphonate verbessern also die biomechanische Qualität des osteoporotisch-geschädigten Knochens. Die Bisphosphonat-Therapie muss meist über mehrere Jahre hinweg durchgeführt werden, ist aber nach bisherigem Wissensstand relativ nebenwirkungsfrei. Bei Nierenfunktionsstörungen und entzündlichen Erkrankungen des Magen-Darm-Traktes dürfen Bisphosphonate allerdings nicht oder nur mit Vorsicht verabreicht werden. Auch während der Schwangerschaft oder der Stillperiode sollen sie nicht gegeben werden.
Bisphosphonate werden heute sowohl zur Prävention als auch zur Therapie der fortgeschrittenen Osteoporose eingesetzt und gehören zu den wirksamsten und sichersten Medikamenten gegen die Osteoporose.

Die Nachbildung von Knochen mit Hilfe von moderner Lasertechnik ist ein Forschungsziel, mit dem sich von der Europäischen Kommission geförderte Projekte beschäftigen. Mit Hilfe dieser neuen Erkenntnisse können Mediziner bald Operationsabläufe detailliert simulieren.
Rapid-Prototyping heißt das Zauberwort bei der Nachbildung von Knochen. Bei diesem Verfahren, das in ähnlicher Form in der Autoindustrie zur Herstellung von Prototypen einzelner Bauteile verwendet wird, wird die Knochenform schichtweise auf spezielle Folien geschrieben. Der Laser ist außerdem in der Lage, vorgegebene Stellen farblich hervorzuheben. Der mehrstündige Vorgang liefert ein detailgenaues 1:1-Modell des Knochens, an dem der behandelnde Arzt eine notwendige Operation vorab simulieren kann.

Bisphosphonate

- verhindern den Knochenmasseverlust,
- verbessern die biomechanische Qualität des Knochens und senken damit das Frakturrisiko,
- vermindern die Knochenumsatzrate und verändern die Bilanz zwischen Abbau und Neubildung zugunsten eines positiven Knochenstoffwechsels.

Etidronat (Didronel)

Etidronat ist ein etwas „älteres" Bisphosphonat, das zunehmend von den moderneren Produkten abgelöst wird. Für die Therapie der Osteoporose ist Etidronat aber nach wie vor zugelassen.

Die neue Generation der Bisphosphonate

Minimale Veränderungen in der chemischen Struktur machen es möglich: Inzwischen wurden Bisphosphonate entwickelt, die bis zu 20.000fach wirksamer sind als die der ersten Generation. Die derzeit im Handel befindlichen Substanzen können als Tabletten oder als Kurzinfusionen verabreicht werden. Ein Vorteil für Betroffene ist die Möglichkeit der einmal wöchentlichen Einnahme von nur einer Tablette. Bisphosphonate in Form von Alendronat und der Weiterentwicklung Risedronat gelten zur Zeit als Goldstandard in der Osteoporose-Therapie, und jede neue Substanz muss sich mit den Resultaten der Alendonat- und Risedronatstudien messen, um in der Behandlung der Osteoporose zugelassen zu werden. Beide Präparate werden Millionen von Osteoporose-Patienten in über 90 Ländern verschrieben.

Bisphosphonate sind zwar keine neue Substanzklasse in der Therapie von Knochenerkrankungen, ihr Einsatzgebiet erweitert sich aber ständig.

Alendronat (Fosamax 10 mg, Fosamax 70 mg einmal wöchentlich)

Die ersten richtungweisenden Studien über den positiven Effekt von Alendronat auf Knochendichte und Frakturrisiko wurden bereits Anfang

Wenn eine Therapie mit Bisphosphonaten nicht anschlägt, sollte man folgende Punkte überprüfen:

- *Ist eine Messungenauigkeit auszuschließen?*
- *Wurde auf verschiedenen Geräten gemessen?*
- *Ist die Einnahme wirklich regelmäßig erfolgt?*
- *Sind alle Einnahmevorschriften eingehalten worden?*

der 90er Jahre des 20. Jahrhunderts veröffentlicht, sodass für diese Substanz bereits 10-Jahres-Daten vorliegen, die eine Wirkung der Substanz nachweisen. Die orale Gabe von täglich 10 mg führt innerhalb von ein bis drei Jahren zu einer Knochendichtezunahme von fünf bis acht Prozent. Das Risiko für Wirbeleinbrüche konnte innerhalb eines Jahres um 59 Prozent, das für Schenkelhalsbrüche innerhalb von 18 Monaten sogar um 63 Prozent gesenkt werden. Mehr als die Hälfte der Knochenbrüche konnten daher vermieden werden. Nach 10 Jahren zeigt sich nach wie vor eine anhaltende Zunahme der Knochendichte und eine Reduktion der Frakturrate mit einem unbedenklichen Nebenwirkungsprofil. Ähnlich wie bei dem neueren Bisphosphonat Risedronat sprechen etwa 95 Prozent aller Patientinnen auf die Therapie an.

Risedronat – die Weiterentwicklung (Actonel 5 mg täglich oder 35 mg einmal wöchentlich)
Risedronat ist die neueste und vorerst letzte Generation von oralen Bisphosphonaten, die zur Behandlung der Osteoporose zugelassen ist. Risedronat ist eine Weiterentwicklung mit höherer biologischer Aktivität als die Vorgänger-Bisphosphonate. Die Einnahme von täglich 5 mg Risedronat führt bereits nach sechs Monaten zu einer signifikanten Abnahme des Bruchrisikos bei Wirbelkörpern. Nach neuen Erkenntnissen ist eine rasch wirksame Therapie nicht nur wichtig, um die erste Fraktur zu vermeiden: Sie schützt auch Patienten, die bereits einen Wirbelkörpereinbruch hatten und daher einem stark erhöhten Risiko für weitere Frakturen unterliegen, schnell vor weiteren Frakturen. Nach einem Jahr konnte eine Zunahme der Knochendichte an der Lendenwirbelsäule um vier bis fünf Prozent nachgewiesen werden. Auch das Auftreten multipler (mehr als zwei) Wirbelkörperfrakturen konnte fast völlig verhindert werden (um bis zu 96 %). Das Risiko, eine Hüftfraktur zu erleiden, konnte nach drei Jahren sogar um 40 bis 60 % reduziert werden. Studien belegten auch eine besonders gute Verträglichkeit im Magen-Darm-Trakt, eine Tatsache, die gerade bei einer Langzeittherapie bedeutsam ist.

In einer dreijährigen plazebokontrollierten Studie mit rund 1200 postmenopausalen Osteoporose-Patientinnen reduzierte Risedronat das Risiko neuer Wirbelkörperfrakturen um 49 % im Vergleich zur Kontrollgruppe. In einer weiteren großen Studie traten 41 % weniger Wirbelfrakturen und 39 % weniger andere Frakturen auf. Der neu gebildete Knochen war histologisch normal.

Zur Verhütung der Osteoporose gibt es in Fachkreisen ernsthafte Diskussionen über eine einmalige jährliche Bisposphonat-Spritze, die so genannte „Geburtstagsspritze".

Intravenöse Bisphosphonate

Clodronat (Lodronat) und Pamidronat (Aredia) sind hochpotente Bisphosphonate in intravenöser Anwendungsform. Sie werden in dreimonatigen Abständen gegeben und sind eine gute Alternative bei Unverträglichkeit oraler Bisphosphonate. Die intravenösen Bisphosphonate Zoledronat und Ibandronat sind zur Zeit noch nicht zur Behandlung der Osteoporose zugelassen.

Strontiumranelat (Protelos)

Ein neues Medikament mit dem Wirkstoff Strontiumranelat ist seit kurzem unter dem Handelsnamen Protelos auf dem Markt. Es steigert den Knochenaufbau und bremst gleichzeitig den Knochenabbau.

Eine Studie belegt, dass sich bei Frauen, die auf Grund ihrer Osteoporose bereits eine Wirbelkörperfraktur erlitten hatten, das Risiko einer neuen Fraktur bereits nach einem Jahr signifikant um 49 Prozent verringerte und um 41 Prozent nach einer dreijährigen Behandlung. Darüber hinaus halbierte Strontiumranelat das Auftreten so genannter „klinischer Wirbelkörperfrakturen", die schmerzhafteste Art einer Wirbelkörperfraktur, bereits nach einem Jahr. Frauen über 74 Jahre, die am häufigsten von Frakturen im Hüftbereich betroffen sind, werden in über einem Drittel der Fälle vor der oft folgenschweren Wirbelkörperfraktur bewahrt.

Bei der Behandlung von nahezu 8000 Patientinnen mit Strontiumranelat erwies sich die neue Osteoporose-Therapie als gut verträglich. Auf Grund der „sanften" Wirkung an Speiseröhre und Magen kann Strontiumranelat ohne spezielle Vorsichtsmaßnahmen eingenommen werden.

Die Behandlungsdauer mit Bisphosphonaten liegt je nach Schweregrad der Osteoporose und Ansprechen auf die Therapie zwischen zwei und fünf Jahren. Langzeitstudien zeigen, dass auch zehnjährige Therapie ohne Wirkverlust möglich ist. Schwangerschaft und Stillzeit sind die einzigen Situationen, in denen Bisphosphonate nicht eingesetzt werden dürfen, obwohl bisher keine Nebenwirkungen in diesem Zusammenhang bekannt sind.

Die medikamentöse Osteoporose-Therapie auf einen Blick

Kalzium: 1000 mg täglich; mit der Nahrung, in Mineralwasser und/oder als Tabletten bzw. in Brauseform.

Vitamin D: Ca. 800 bis 1000 I. E. (Internationale Einheiten) täglich zu den Mahlzeiten.

Bisphosphonate:

- *Alendronat (Fosamax):* 70 mg einmal in der Woche auf nüchternen Magen.
- *Alendronat (Fosamax):* 10 mg, wird einmal pro Tag auf nüchternen Magen eingenommen.
- *Risedronat (Actonel):* 5 mg täglich auf nüchternen Magen eingenommen.
- *Risedronat (Actonel):* 35 mg einmal in der Woche auf nüchternen Magen eingenommen.
- *Pamidronat (Aredia) und Clodronat (Lodronat):* als Infusion in drei- bis viermonatigen Abständen.
- *Strontiumranelat (Protelos):* 2 g täglich.
- *Etidronat (Didronel):* 400 mg täglich werden 14 Tage lang alle drei Monate auf nüchternen Magen eingenommen.

Raloxifen (Evista): 60 mg täglich, nicht unbedingt auf nüchternen Magen.

HRT – Hormonersatztherapie: Manchmal ist eine Hormonersatztherapie im Rahmen einer Osteoporose angezeigt, zum Beispiel, wenn Wechselbeschwerden gemildert werden müssen. Kann als Tablette, Hormonpflaster oder Gel verabreicht werden.

Fluorid (Fluocalcic, Ossiplex ret etc.): Die zusätzliche Gabe von Natriumfluorid in geringen täglichen Dosen wird in einigen wissenschaftlichen Studien untersucht. Höhere Dosen zwischen 50 und 70 mg täglich sind nicht mehr zu empfehlen.

Kalzitonin (Miacalcic): Zu dieser Substanz konnte der Wirkungsnachweis bislang nicht zweifelsfrei erbracht werden.

Parathormon (Forsteo): Wird täglich unter die Haut gespritzt (über insgesamt 18 Monate).

Bisphosphonate sind Vielkönner!

Diese Medikamentengruppe mit dem zungenbrecherischen Namen hat die Behandlung der Osteoporose revolutioniert. Vor allem die Möglichkeit der wöchentlichen Einnahme der Medikamente ist ein Riesenfortschritt für Betroffene. In neun von zehn Fällen entscheiden sich Frauen für diese Möglichkeit.

Die Vorteile auf einen Blick:

- Bisphosphonate kann man im Gegensatz zum Östrogen Frauen und Männern jeden Alters geben.
- Es wird nur eine geringe Dosis eingenommen.
- Bisphosphonate sind extrem knochenspezifische Medikamente, das heißt, der Großteil der aufgenommenen Menge wird innerhalb von kurzer Zeit auf der Oberfläche des Knochens abgelagert und verbleibt dort über Jahre.
- Es gibt keine gefährlichen Nebenwirkungen mit anderen Medikamenten, weil der Ab- oder Umbau nicht in der Leber stattfindet.
- Nebenwirkungen sind selten, wenn die Einnahmevorschriften genau eingehalten werden.

Tipps für die richtige Einnahme

Damit die Medikamente optimal wirken können, ist es ganz besonders wichtig, dass Sie die Tabletten auf nüchternen Magen nehmen. Warum? Weil Bisphosphonate mit dem Kalzium aus der Nahrung eine unlösliche Verbindung eingehen und vom Körper dann nicht mehr zu „knacken" sind. Die Empfehlung für Alendronat und Risedronat lautet folgendermaßen: Die Tablette soll mit Leitungswasser eine halbe Stunde vor dem Frühstück in aufrechter Position eingenommen werden. Das heißt: Hinlegen ist nicht mehr möglich. Diese Maßnahme dient dazu, etwaige Nebenwirkungen zu vermeiden, denn wenn die Tablette zusammen mit der Magensäure zurück in die Speiseröhre gelangt, könnte sie die Schleimhaut schädigen. Die wöchentliche Einnahme ist da eine große Hilfe, sie reduziert den „Stress" für die Verdauungsorgane – die Wirkung auf die Knochendichte bleibt dabei natürlich gleich! Wer Probleme mit der Speiseröhre hat, sollte das von Anfang an mit seinem Arzt besprechen, hier gibt es die Möglichkeit, Infusionen zu bekommen.

Wie lange dauert die Behandlung?

Die optimale Dauer einer Bisphosphonat-Therapie ist nicht bekannt, sollte aber zumindest drei bis fünf Jahre betragen. Danach wird Ihr Arzt mit Hilfe von Kontrollmessungen der Knochendichte bzw. eines Knochenumbauwertes den Zeitpunkt einer eventuellen Wiederaufnahme einer Bisphosphonat-Therapie bestimmen. Mit Alendronat und Etidronat gibt es bereits Erfahrungswerte von bis zu zehn Jahren, ohne dass bei richtiger Einnahme des Medikamentes irgendwelche nachteiligen Effekte aufgetreten wären. Wichtig ist auf jeden Fall, dass zusätzlich Kalzium und Vitamin D eingenommen werden, nur so kann der neu gebildete Knochen rasch mineralisieren. Bemerkenswert an der Behandlung mit Bisphosphonaten ist die Qualität des neuen Knochenmaterials: Es ist voll belastbar, elastisch und normal strukturiert.

Magnetfeldtherapie – derzeitiger Wissensstand

Therapien mit Magnetfeldern – das ist schon länger bekannt. Immer wieder wurde geäußert, dass sich auch eine Osteoporose damit günstig beeinflussen lassen könnte. Seit den 60er Jahren weiß man, dass unsere Knochen bei jedem Belastungswechsel Strom erzeugen. Als sicher gilt heute, dass die selbst erzeugten Ströme wesentlich am Aufbau und der Gesunderhaltung der Knochen beteiligt sind. So steuert der Strom die Organisation und Aushärtung der Knochenzellen. Zum Gedanken, Strom zur Heilung von Brüchen einzusetzen, war es dann nur ein kleiner Schritt. Auch wenn in Tierexperimenten bereits bewiesen wurde, dass Brüche so schneller heilen, ist es noch ein langer Weg, bis die Magnetfeldtherapie eine anerkannte Therapie bei der Osteoporose-Behandlung wird.

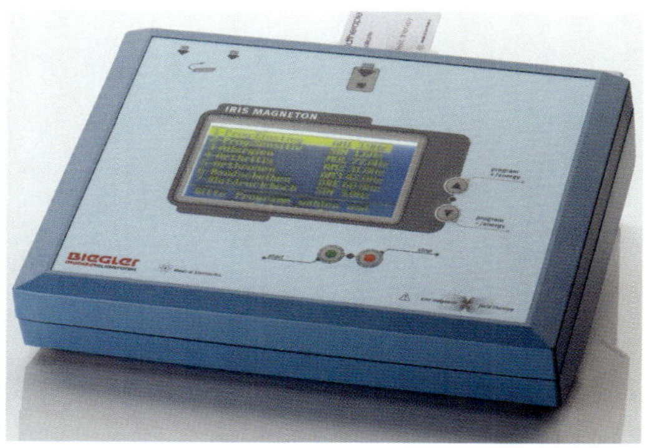

Welche Risiken gibt es?

Patienten mit Herzschrittmachern oder anderen elektronischen Implantaten sollten diese Methode auf keinen Fall anwenden. Die sensible Steuerelektronik könnte durch die Felder gestört werden. Sonst sind die Risiken jedoch gering.

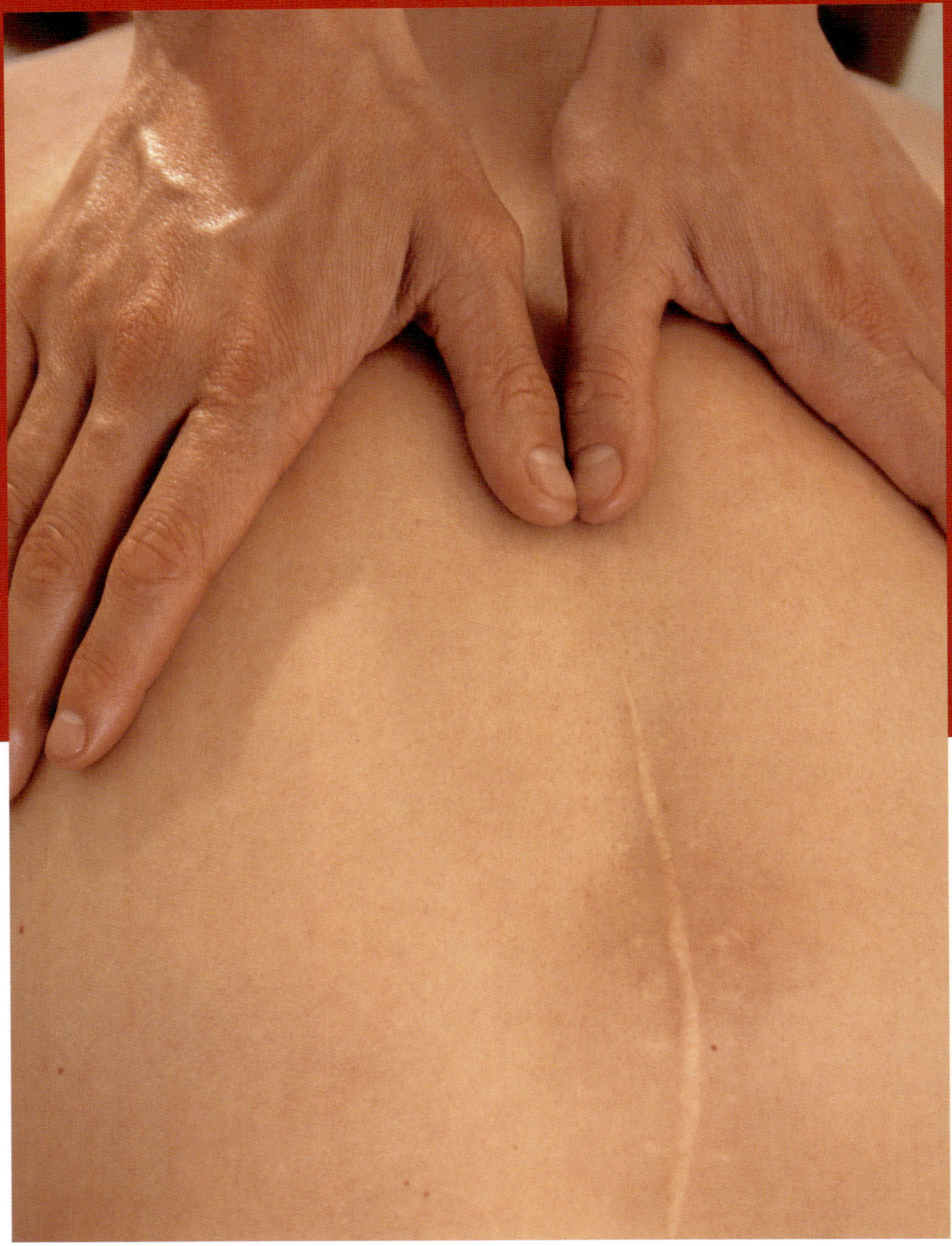

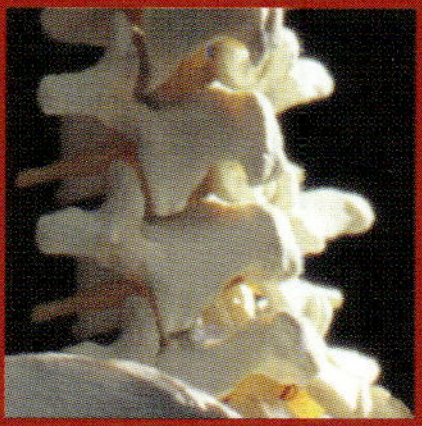

Schmerzen müssen nicht sein

Patienten mit Osteoporose haben oft über viele Jahre keinerlei Beschwerden. Erst wenn Knochenmasse und Knochenstabilität eine kritische Grenze unterschritten haben, können die Knochen auch ohne starke mechanische Belastung brechen. Oft kommt es dann bereits bei kleinen Traumata wie z. B. Stolpern zum Oberschenkelhalsbruch. Und nicht immer bemerken die Betroffenen die Entwicklung einer Osteoporose. Kommt es allerdings zu akuten Schmerzen, ist ein konsequentes Schmerzmanagement wichtig.

Akute Schmerzen – so hilft der Arzt

Meist verordnen Mediziner so genannte nicht steroidale Antirheumatika (NSAR), z. B. Diclofenac, allerdings reicht die schmerzlindernde Wirkung dieser Medikamente bei manchen Patienten nicht aus. Daher werden bei stärkeren Schmerzzuständen auch Opioide eingesetzt. Außerdem eignen sich NSAR nicht für eine Dauertherapie, denn die Nebenwirkungen sind über längere Zeit Magenblutungen oder Knochenmarkschädigungen. Inzwischen gibt es schon nicht steroidale Antirheumatika, die nur noch selektiv die Schmerzrezeptoren beeinflussen und weitgehend frei von den genannten Nebenwirkungen sind, das sind die so genannten Cox-2-Hemmer.

Bei akuten Schmerzen sollten Sie Bettruhe halten, bis Sie sich besser fühlen. Leitsatz: So konsequent wie nötig, aber so kurz wie möglich.

Nicht steroidale Antirheumatika (NSAR) sind schmerzlindernde und entzündungshemmende Medikamente, die kein Kortison enthalten, d. h. steroidfrei sind.

Der Einsatz von Opioiden in der Schmerztherapie ist immer noch von Vorurteilen und Ängsten geprägt. Dennoch ist der Einsatz von Opioiden unerlässlich für eine sinnvolle Schmerztherapie.

Knochenschmerzen können manchmal auch mit Bisphosphonaten erfolgreich behandelt werden. Bei starken Schmerzen können die oben aufgeführten Medikamente noch mit schwachen Opioiden kombiniert werden. Manchmal ist auch der Weg in eine Schmerzambulanz unvermeidlich. Dort wird ein ganz persönlicher Behandlungsplan erarbeitet. Die Dosierung von Medikamenten und der Zeitplan müssen vom Patienten ganz genau eingehalten werden. Vorsicht ist geboten vor Medikamenten, die hauptsächlich die Muskeln entspannen. Sie haben eine starke beruhigende Wirkung, das könnte das Sturzrisiko erhöhen.

So durchbrechen Sie die chronische Schmerzspirale

Bricht ein Wirbelkörper ein, so ist der heftig stechende Schmerz eigentlich die Ausnahme. Viel häufiger leiden die Betroffenen unter quälenden Dauerschmerzen. Dieser Zustand hat weit reichende Konsequenzen, es kann zu Schlaflosigkeit, Reizbarkeit und Depressionen kommen, die das Schmerzempfinden weiter verstärken. Hier verordnet der Arzt eine physikalische Therapie.

Physikalische Therapie

Früher hat man zur Stützung ein Korsett empfohlen, das macht man heute eigentlich nicht mehr.

Durch die Osteoporose kommt es zu Haltungsänderungen, Fehlbelastungen, Änderungen im Bewegungsablauf und auch zu Verengungen – Ärzte bezeichnen das als Stenosen – im Bereich des Rückenmarkskanals, die sich natürlich schmerzhaft bemerkbar machen. Frakturschmerzen, also Schmerzen, die von den Brüchen herrühren, Reizungen der Gelenkkapseln und Schmerzen der Muskulatur (durch Fehlstellung und Fehlhaltung) können die Lebensqualität der Osteoporose-Patienten enorm beeinträchtigen.

Auf jeden Fall sollte eine Röntgenaufnahme des Skeletts im Schmerzbereich gemacht werden, um einen Knochenbruch nachzuweisen und das Ausmaß der Knochenzerstörung zu erkennen. Der physikalischen Therapie stehen folgende Methoden zur Verfügung, um diese Beschwerden zu lindern, chronische Schmerzen zu vermeiden, Bewegungsdefizite zu verringern und damit weiteren Stürzen vorzubeugen:

Die Thermotherapie

Wärme-, aber auch Kälteanwendungen sind eine Möglichkeit, um chronische Schmerzen zu lindern. Feucht-warme Anwendungen wie Moor oder Fango zeigen eine wohltuende Tiefenwirkung. Es kommt zu einer Entspannung der verkrampften Muskelpartien. Kälte kommt dann zum Einsatz, wenn eine punktuelle Schmerzlinderung gewünscht wird. Dabei sollte die Kälteanwendung (mit kaltem Topfen, kaltem Moor oder Eiswasser) milde durchgeführt werden, das heißt mit Temperaturen von 5 bis 10 Grad.

So funktioniert die manuelle Lymphdrainage:

Entlang der Lymphwege wird mit sanften, kreis- und spiralförmigen Griffen ein Druckanstieg, dann ein Druckabfall und schließlich eine drucklose Phase erzeugt. Damit wird der Lymphabfluss aktiviert und das Gewebe entstaut.

Dadurch kann sich das Gewebe entspannen. Die Lymphe wird abdrainiert, und frisches, sauerstoffreiches Blutplasma und andere Substanzen können das Gewebe wieder ernähren und regenerieren.

Massagen

Bei Osteoporose-Patienten kommt es häufig zu massiven Verspannungen im Rückenbereich. Massage kann die dadurch entstehenden Schmerzen lindern. Die „Verklebungen" (Adhäsionen) zwischen den einzelnen Muskeln werden gelöst, Blut- und Lymphzirkulation werden angeregt und die Muskelspannung reduziert. Eine Sonderform stellt die manuelle Lymphdrainage dar. Durch schonende Anregung des Lymphflusses werden der Stoffwechsel und damit die Regenerationsabläufe verbessert.

Reflexzonen- und Bindegewebsmassage

Bei dieser Massagetechnik werden durch Hautreize Reflexe ausgelöst, die sich auf die inneren Organe positiv auswirken. Es handelt sich um eine so genannte Regulationstechnik. Durch diese Form der Massage wird die Durchblutung angeregt, was sich wiederum günstig auf die Verspannungszustände der Muskulatur des Bewegungsapparates auswirkt.

Elektrotherapie

Hier werden nieder- und hochfrequente Reizströme eingesetzt, die eine schmerzlindernde, muskelstimulierende und stoffwechselsteigernde Wirkung haben. Die Hochfrequenztherapie stellt eine Form der Wärmebehandlung dar, wobei die Wärme nicht direkt über die Haut zugeführt wird, sondern erst in den verschiedenen tiefen Gewebsschichten entsteht. Eine Sonderform stellt die so genannte TENS-Therapie dar.

TENS-Therapie

Sie zählt zum Formenkreis der Neuraltherapie. TENS steht für „transkutane elektrische Nervenstimulation". Dabei werden die zum Teil tief liegenden Nervenknoten schmerzleitender Nervenfasern vorübergehend „blockiert" und es kann mitunter eine sofortige Schmerzfreiheit erzielt werden. Durch die Blockade der Nerven, die die Blutgefäße versorgen, kommt es weiterhin zu einer Durchblutungsverbesserung mit Erwärmung des betroffenen Körperteils. Die TENS-Therapie erzielt eine Nervenblockade auf elektrischem Wege, und auch tiefer gelegene Nervenknoten können erreicht werden.

Lasertherapie

Auch die so genannte Low-Level-Lasertherapie kann zur Schmerzlinderung eingesetzt werden. Die Low-Level-Lasertherapie ist eine Regulationstherapie. Durch die Bestrahlung wird der Stoffwechsel der Zellen beeinflusst. In der Zelle werden verschiedene biochemische Vorgänge aktiviert, die der Abwehr der Erkrankung und in der Folge der Heilung dienen. Die Lasertherapie ist bei ordnungsgemäßer Anwendung absolut nebenwirkungsfrei.

Behandlungsablauf einer Low-Level-Lasertherapie

Die Leistung von Therapielasern ist so gering, dass bei der Behandlung keinerlei Wärme auftritt. Es wird daher kein Gewebe zerstört oder verbrannt. Bei der Low-Level-Lasertherapie gibt es zwei Behandlungsarten:

- ***Flächenbestrahlung:*** *Die Flächenbestrahlung wird vor allem in der Schmerztherapie und bei Wundbehandlungen eingesetzt.*
- ***Punktbestrahlung:*** *Die Punktbestrahlung wird vor allem bei Gelenksbestrahlungen und zur Laserakupunktur verwendet.*

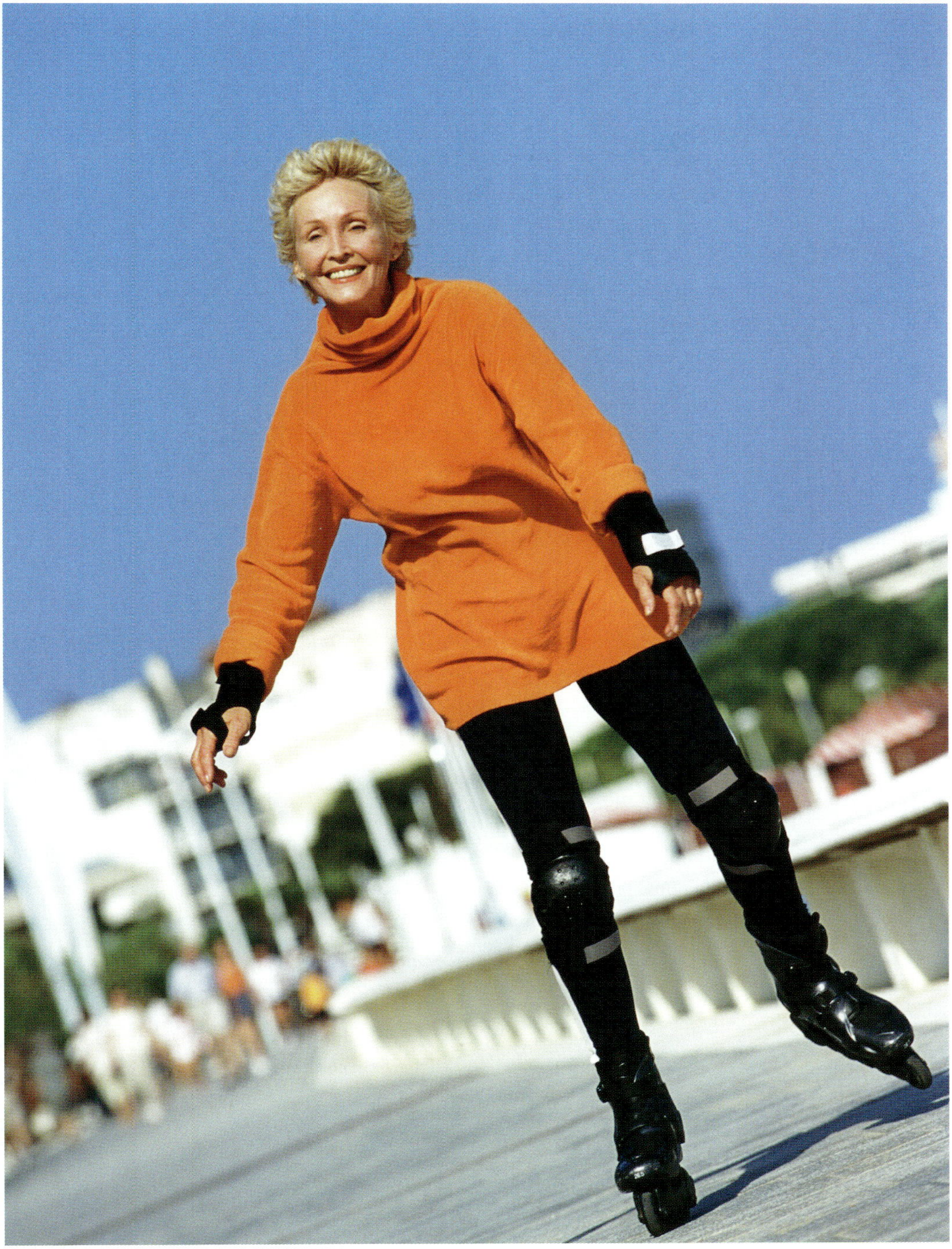

Durch die Akupunktur werden Blockaden gelöst, der Energiefluss wird gestärkt oder krankhafte Energie – in der chinesischen Medizin „Qi“ oder „Chi“ genannt – wird aus dem Körper ausgeleitet.

Akupunktur

Nach den Vorstellungen der chinesischen Energielehre zirkuliert die Lebensenergie Qi in bestimmten Bahnen – den Meridianen – die, ähnlich unserem Nerven- und Gefäßsystem, den gesamten Körper durchziehen. Diese Meridiane stehen in Beziehung zu den einzelnen Organen des Körpers. Sind die Meridiane nun behindert oder gestört, führt dies zu Erkrankungen. Bei der klassischen Akupunktur werden dünne Nadeln in die Akupunkturpunkte eingestochen, und damit wird gezielt jene Blockade, die den ungestörten Energiefluss behindert und Schmerz erzeugt, aufgelöst. Durch das Setzen von Nadel- oder Wärmereizen kann der Osteoporose-Patient eine schmerzlindernde Wirkung erfahren.

Werden bei der klassischen Akupunktur dünne Nadeln in die Akupunkturpunkte eingestochen, so erfolgt bei der Akupressur die Beeinflussung dieser Punkte durch den Finger oder den Fingernagel. Auch die Akupunktmassage wird zur Linderung der Osteoporose-Schmerzen eingesetzt.

Neuraltherapie

Die Neuraltherapie wird als unterstützende Therapie bei der Osteoporose ebenfalls zur Schmerzlinderung eingesetzt. Die Neuraltherapie wendet die so genannte „Heilanästhesie“ an und bekämpft Störfelder im Organismus durch den gezielten Einsatz lokaler Betäubungsmittel. Obwohl die Wirkung der Medikamente schon bald wieder nachlässt, verspüren die Kranken eine lang anhaltende Besserung. Zur Injektion selbst werden feine Nadeln verwendet. Der Injektionsschmerz ist verschwindend klein. Im Allgemeinen ist die Neuraltherapie sehr gut verträglich und nebenwirkungsarm. Auf die Behandlung sollte eine kurze Ruhepause folgen. Als Reaktion des Körpers auf die neuraltherapeutische Behandlung kann durch die Umstellung des Regulationssystems ein kurzzeitiges Schwindelgefühl auftreten. Die Reaktionsfähigkeit kann nach der Behandlung für ein bis zwei Stunden beeinträchtigt sein.

Manuelle Medizin

„Den Menschen an-greifen, bedeutet auch ihn zu be-greifen.“ So lautet der Grundsatz der modernen Manuellen Medizin. Sie hat sich aus der

Osteopathie und der Chiropraktik entwickelt. Der menschliche Bewegungsapparat ist auf Druck- und Zugreize programmiert. Das ist der Grund für die hervorragenden Erfolge von Massagen, Dunstwickeln oder Reflexzonentherapien bei verspannten Muskeln. Die Manuelle Medizin kennt außer dem Reiben oder Querdehnen von Muskeln und Gelenken, dem Rüstzeug jeder Massagetechnik, auch die so genannte postisometrische Relaxation. Bei dieser Technik lernt der Patient, durch spezielle Übungen den Sitz ihm eigentlich nicht bekannter Muskeln bewusst zu identifizieren. Wenn der Patient einmal weiß, wo die einzelnen Muskeln sitzen, kann er sie auch bewusst entspannen, dadurch die schmerzenden Verspannungen beeinflussen und den Schmerz lindern. Darüber hinaus kann durch regelmäßiges Üben Verspannungen vorgebeugt werden.
Bei der Osteoporose-Therapie sind Manipulationen (das berühmt-berüchtigte „Knacksen") ganz besonders schlecht, denn die massiven Veränderungen am Knochen erhöhen das Risiko von Komplikationen deutlich. Vorsichtige Mobilisationen jedoch und der Einsatz von sanften Weichteiltechniken bringen gute Erfolge – es kommt zu einer oft merkbaren Abnahme der Osteoporose-Schmerzen.

Unterwassergymnastik

Sie kann als eine Variante der Bewegungstherapie aufgefasst werden. Durch die besonderen Bedingungen im Wasser (Auftrieb, Temperatur, Widerstand und Inhaltsstoffe) kann schmerzfrei und gefahrlos an der Koordination und Kräftigung der Muskulatur gearbeitet werden. Diese Therapie kommt besonders bei Osteoporose-Patienten mit sehr geschwächtem Knochengerüst zum Einsatz, da im Wasser durch den Auftrieb der Belastungsdruck auf Stütz- und Halteapparat nachlässt und der Patient sich ungehindert bewegen kann.

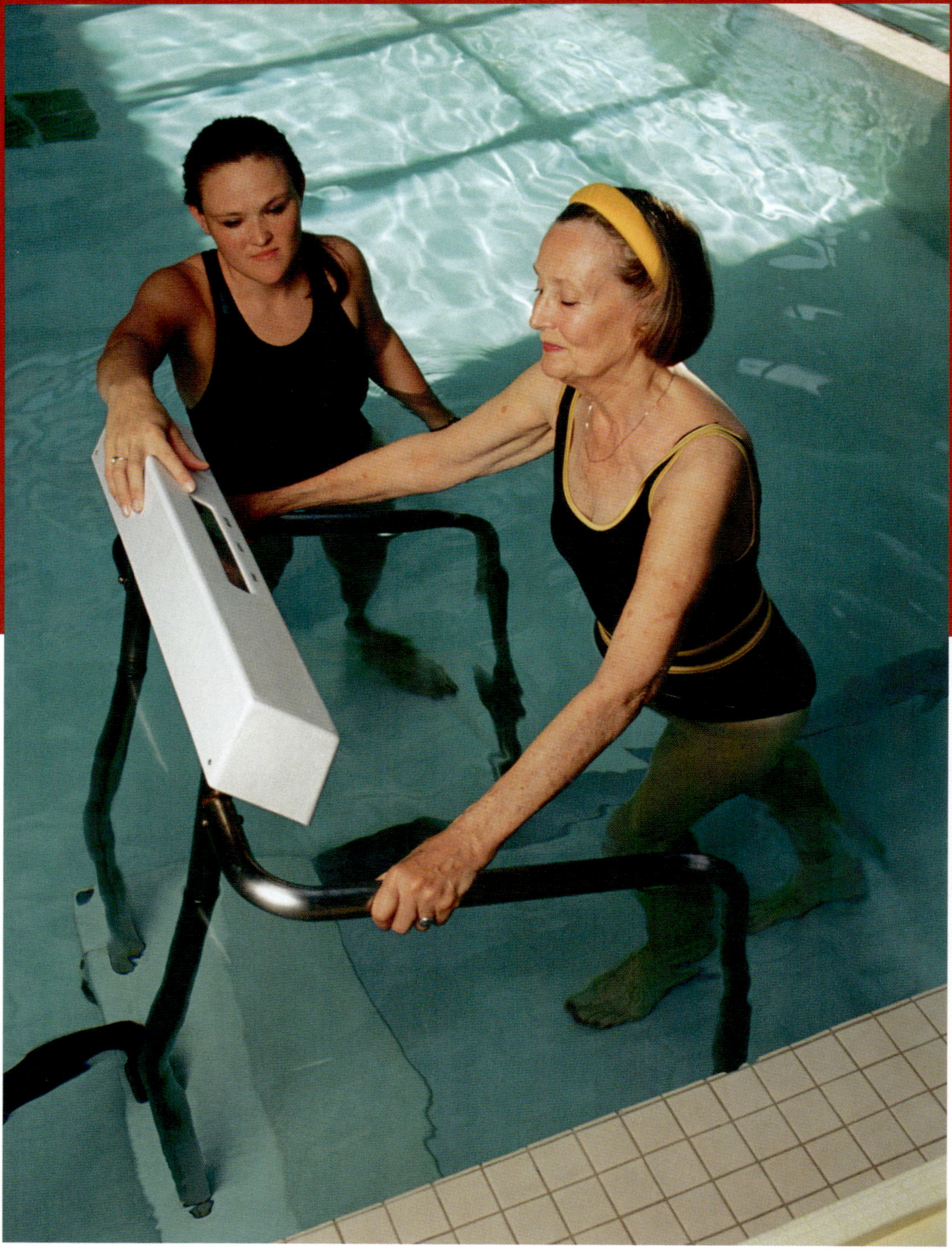

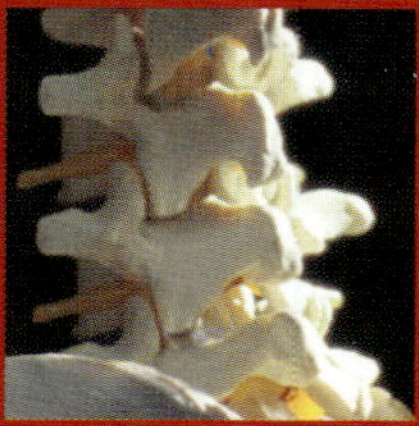

Der Knochenbruch – kein Grund zur Verzweiflung

Seien Sie nicht entmutigt, wenn es zu einem Knochenbruch kommt. Es gibt mittlerweile so viele Möglichkeiten, um die Heilung zu beschleunigen. Nicht zuletzt Sie selbst können eine ganze Menge dazu tun, um schnell wieder mobil und belastbar zu sein.

Der Knochenbruch betrifft einen Wirbelkörper

Ein Drittel der über 60-jährigen Frauen erleidet einen Wirbelkörperbruch, und bei der Frau über 80 ist bei der Hälfte mindestens eine Wirbelkörperdeformierung im Röntgen sichtbar. Ursachen dafür können falsches Lastentragen, Verdrehungen oder Stöße sein. Der Bruch eines oder mehrerer Wirbelkörper verursacht in der Regel einen plötzlichen, stechenden und anhaltenden Schmerz, der manchmal mit einer Muskelzerrung oder einem Bandscheibenvorfall verwechselt wird. Die Folgen:

- chronische Rückenschmerzen, die aus der Entstehung eines Rundrückens resultieren, aus einer Überbeanspruchung der kleinen Wirbelgelenke – Haltungsfehlern – und muskulären Verspannungen;
- mangelnde Bewegung bis hin zur ausgeprägten Bewegungseinschränkung und Invalidität;
- Größenverlust meist um 5 bis 10 cm, in seltenen Fällen bis zu 20 cm.

Nach einer akuten Phase, die in der Regel etwa zwei Wochen dauert, kann man mit leichter Bewegung beginnen, dazu kommen physikalische Therapien und Rehabilitationen. Orthopädische Prothesen, so genannte Orthesen, die die Wirbelsäule und die Gelenke stützen sollen, und auch Mieder sollten nur kurze Zeit angewendet werden. Wichtig ist, dass man vom Tragen der Orthese nicht abhängig wird, sondern die Rückenmuskulatur weiter gezielt trainiert. Ein Wirbelkörperbruch ist meistens in zwei bis vier Monaten ausgeheilt.

Der Knochenbruch betrifft die Speiche

Etwa 20 % aller Frauen erleiden irgendwann nach dem Wechsel einen derartigen Bruch. Ärzte meinen, dass das noch der glimpflichste Knochenbruch ist. Häufig wird er durch einen Sturz auf die Handflächen verursacht; bei schlecht verheilenden Knochenenden kann aber auch dieser Bruch zu bleibenden Schmerzen führen. Eine Schiene wird für sechs bis acht Wochen benötigt. Während dieser Zeit sind passive und aktive Übungen der Finger, der Hand, des Oberarms und der Schulter wichtig, damit die Beweglichkeit dieser Körperpartien erhalten bleibt.

Der Knochenbruch betrifft den Oberschenkelhals

Etwa 10 % aller Frauen bis zum 85. Lebensjahr brechen sich den Oberschenkelhals – sicherlich die gefürchtetste Komplikation. Meist wird eine unverzügliche schwere und länger dauernde Operation notwendig. Es folgt eine lange Erholungszeit im Krankenhaus und Rehabilitationszentrum. In den meisten Fällen ist das betroffene Bein bereits ein bis zwei Tage nach der Operation belastungsfähig, und es können rehabilative Maßnahmen begonnen werden. Das Üben einer guten Bewegungskoordination und die Vermeidung von Stolperfallen und Sturzrisiken können zu einer wirksamen Prävention beitragen. Ein guter Schutz sind handflächengroße Kunststoffschalen, die in die Unterwäsche eingearbeitet sind und bei einem Sturz auf die Hüfte die Aufprallenergie flächenhaft verteilen.

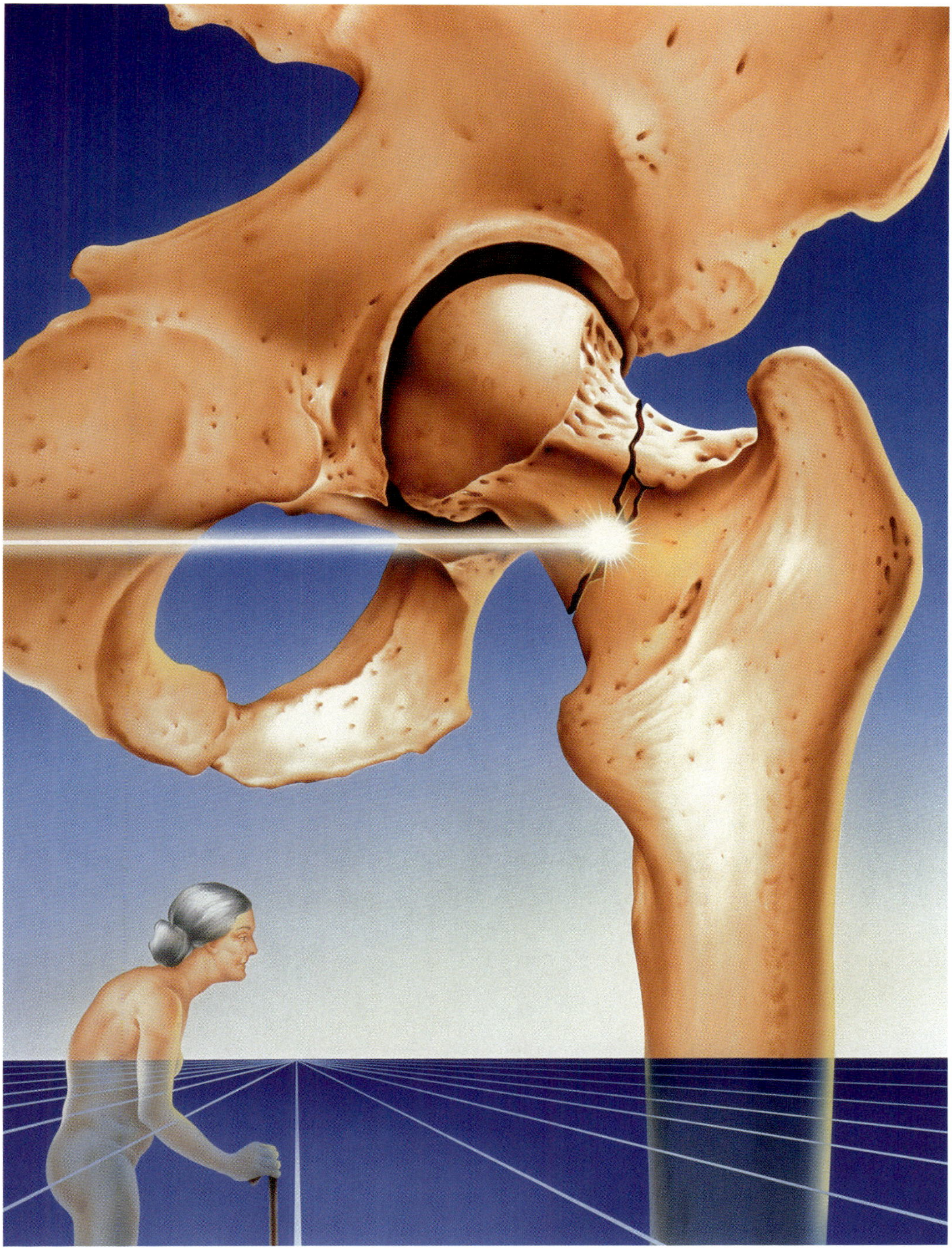

Selbsttest

Wie groß ist Ihr Knochenbruchrisiko?

Wie hoch das Osteoporose-Risiko ist, kann jede Frau mit einem einfachen Test selbst grob abschätzen. Denn über das Risiko, einen Knochenbruch zu erleiden, geben bereits das Alter und das Gewicht einen Anhaltspunkt. Zwar kann dieser Test eine Untersuchung beim Arzt nicht ersetzen, doch er gibt wertvolle Hinweise, welche Frauen mit dem Arzt gezielt über ihre Knochengesundheit sprechen sollten. Gibt der Test Hinweise auf ein erhöhtes Risiko, ist eine Knochendichtemessung der nächste logische Schritt.

I. Teil:

- ❑ Ich bin älter als 65 Jahre.
- ❑ Die Menopause trat bei mir vor dem 45. Lebensjahr auf.
- ❑ Ich habe ein Kind oder mehrere Kinder gestillt.
- ❑ Ich komme selten an die frische Luft.
- ❑ Meine Eierstöcke mussten früh operativ entfernt werden.
- ❑ Mein Herzschlag ist in Ruhe höher als 80 Schläge pro Minute.
- ❑ Mir wird leicht schwindlig, wenn ich aufstehe.
- ❑ Ich esse selten Milchprodukte, Milch oder Käse.
- ❑ Ich bin auf Milchprodukte allergisch.
- ❑ Ich musste länger als ein halbes Jahr Medikamente gegen Epilepsie nehmen.
- ❑ Ich esse selten frisches Gemüse.
- ❑ Ich musste länger als ein halbes Jahr Prednison (ein Kortisonpräparat) nehmen.
- ❑ Ich esse gern und viel Fleisch.
- ❑ Ich salze regelmäßig nach.
- ❑ Ich esse häufig Fastfood oder Fertigprodukte aus der Tiefkühltruhe oder einer Packung.

- ❑ Ich bin seit vielen Jahren Diabetiker und brauche Insulin.
- ❑ Ich trinke mehr als zwei Tassen Kaffee pro Tag.
- ❑ Ich trinke mehr als zwei Flaschen/Dosen Cola pro Tag.
- ❑ Ich trinke mehr als zwei Gläser alkoholische Getränke pro Tag.
- ❑ Ich habe eine schwache Muskulatur.
- ❑ Ich habe brüchige, dünne Fingernägel.
- ❑ Ich habe oft Verdauungsprobleme, wie Blähungen oder Durchfall.
- ❑ Ich habe häufig nächtliche Beinkrämpfe.
- ❑ Ich wurde schon einmal am Magen oder Darm operiert.

II. Teil:

- ❑ Ich bin untergewichtig oder habe deutlich an Gewicht verloren.
- ❑ Ich fühle mich schlapp und krank.
- ❑ Ich treibe eigentlich ziemlich selten Sport.
- ❑ Ich habe eine unregelmäßige Menstruation.
- ❑ Ich bin starker Raucher (mehr als zehn Zigaretten pro Tag).
- ❑ Ein Elternteil hatte einen Oberschenkelhalsbruch.
- ❑ Bei mir wurde eine niedrige Knochendichte (– 2,5 SD) gemessen.
- ❑ Ich hatte einen Knochenbruch nach dem 50. Lebensjahr.
- ❑ Ich muss Tranquilizer oder Psychopharmaka nehmen.
- ❑ Ich musste länger als ein halbes Jahr Heparin spritzen oder Marcumar einnehmen.
- ❑ Bei mir wurde ein niedriger Testosteronspiegel gemessen.
- ❑ Ich habe eine Überfunktion der Schilddrüse.
- ❑ Ich leide unter einer Nieren- oder Lebererkrankung.

Wenn Sie bei zehn Fragen aus dem ersten Teil oder fünf aus dem zweiten Teil mit Ja geantwortet haben, dann haben Sie ein höheres Osteoporoserisiko. Besprechen Sie mit Ihrem Arzt ein konsequentes Vorsorgeprogramm.

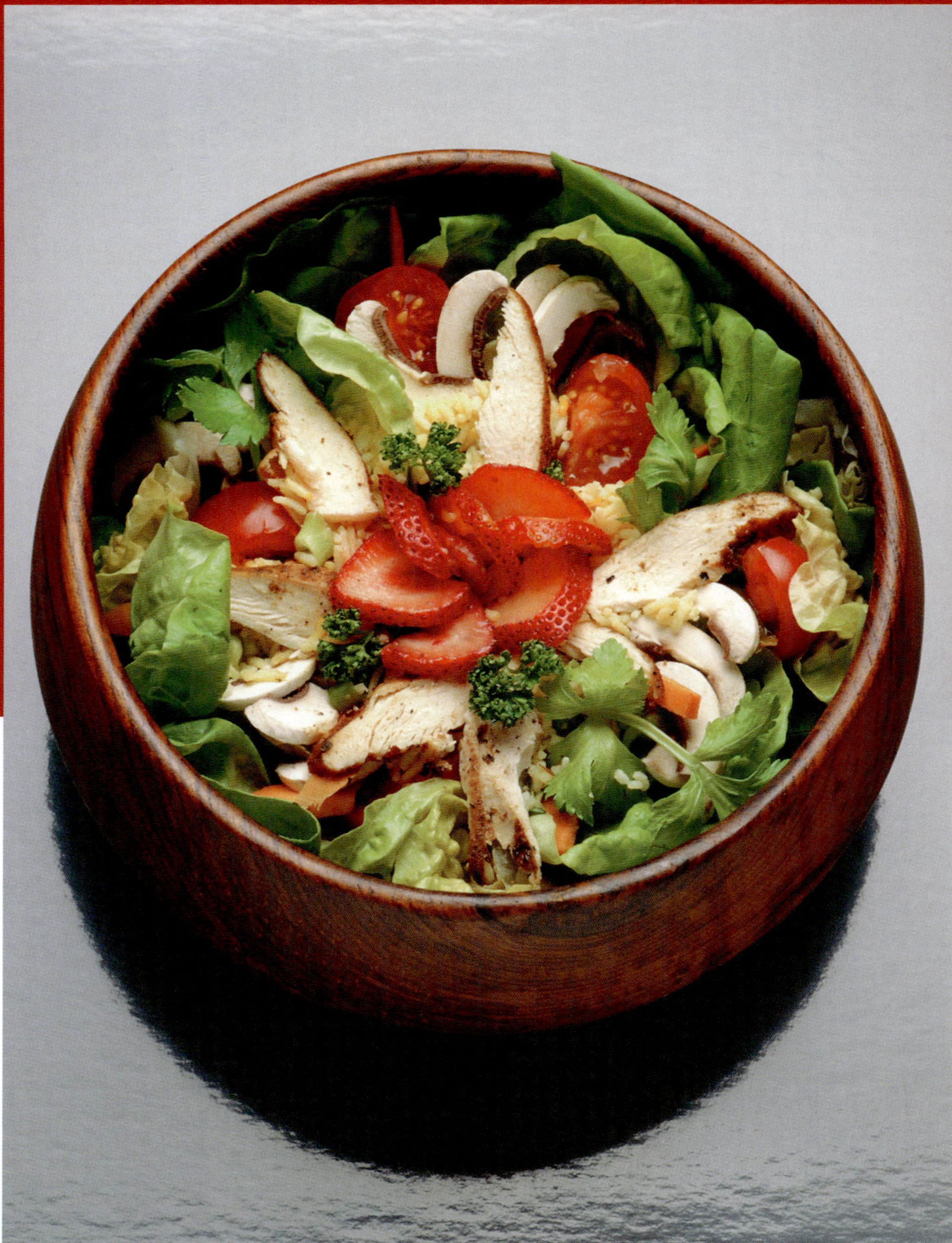

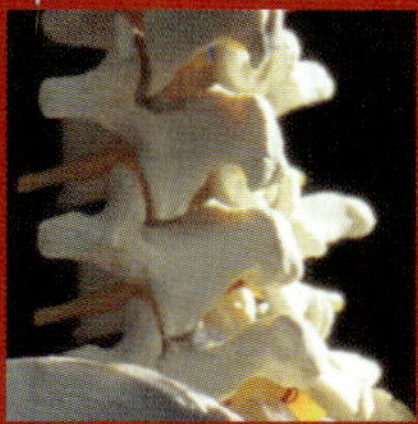

Die beste Ernährung für starke Knochen

„Der Supermarkt als Apotheke" – das ist ein Schlagwort, das ganz besonders auf die Knochengesundheit zutrifft. Denn wer dem Knochenschwund einen Schritt voraus sein will, muss seinen Speiseplan besonders genau unter die Lupe nehmen; viel Kalzium und ausreichend Vitamine sind Pflicht.

Knochenpower in jedem Alter

Osteoporose-Vorbeugung bedeutet, dass man sich den Stellenwert des Kalziums in unserer Ernährung ganz genau anschauen muss. Ein gesunder Mensch verliert täglich 400 mg Kalzium über Harn und Stuhl. Um diesen Mineralverlust wieder auszugleichen, muss über die Nahrung mehr von diesem Knochenbaustein zugeführt werden, zumal die Kalziumaufnahme im Darmbereich relativ „träge" ist. Die Darmschleimhaut nimmt nur etwa ein Drittel aus der Nahrung auf. Daher ist eine tägliche Zufuhr von etwa 1200 mg Kalzium für Erwachsene optimal.

Kinder und Jugendliche nehmen in der Regel ausreichend Kalzium zu sich, auch wenn sie Mengen um 1500 mg pro Tag benötigen. Ältere Menschen müssten mindestens 1500 mg Kalzium aufnehmen. Es ist also falsch, wenn mitunter zu lesen ist, dass „ausgewachsene" Erwachsene weniger Kalzium benötigen.

Geht man von einem täglichen Bedarf von 1500 mg Kalzium aus, entspricht das einer Menge von jeweils

1,2 l Milch,	2,6 kg Weizenbrot,
1,2 l Joghurt,	4 kg Kopfsalat,
190 g Edamerkäse,	6 kg Nudeln,
170 g Tilsiterkäse,	10 kg Kalbfleisch,
140 g Emmentalerkäse,	13 kg Reis,
1,5 kg Cottagekäse,	16 kg Kartoffeln,
1,5 kg Quark/Topfen,	34 kg Apfelmus,
37 Eiern,	50 l dunklem Vollbier.

Was Hänschen nicht lernt, lernt Hans nimmermehr! Wenn Sie Ihrem Kind schon früh eine ausgewogene Ernährung zeigen, wird es ihm leichter fallen, diese auch später beizubehalten. Von Kindheit an geübte schlechte Ernährungsgewohnheiten werden im Erwachsenenalter dagegen nur noch schwer abgelegt.

Milchprodukte sind absolute Spitzenreiter unter den Kalziumlieferanten, sie sind für eine ausreichende Kalziumversorgung also unentbehrlich.

Weiße Kalziumlieferanten

Ob frisch oder gesäuert: Milch gehört zu einer ausgewogenen Ernährung. Ob Sauermilch, Kefir, Butter oder Quark (Topfen) – in all diesen Produkten ist eine Reihe von wertvollen Inhaltsstoffen versammelt. Der Wichtigste ist das Kalzium, das der Körper zum Aufbau der Knochen benötigt. In Milch & Co. stecken aber neben dem Kalzium auch viele Vitamine, wie beispielsweise A, B_1, B_{12} und C sowie die Hautschutzvitamine D und E.

Functional Food – Ernährung der Zukunft

Mit Hilfe moderner bioanalytischer Systeme lassen sich zunehmend komplexere Zusammenhänge zwischen unserer Ernährung und unserer Gesundheit entschlüsseln. Damit steigen auch die Ansprüche an ein „perfektes Nahrungsmittel". Während bislang „nur" die Versorgung mit Energie und essenziellen Nährstoffen sowie der gute Geschmack gefragt waren, dürfen wir zukünftig mehr erwarten. Bestimmte Lebensmittel dienen der Prävention ebenso wie der unterstützenden Behandlung von Krankheiten. Während bereits viele traditionelle Nahrungsmittel wie grüner Tee oder Joghurt solche wirksamen Bestandteile enthalten, gewinnen aktuell auch neue Produkte unter dem Sammelbegriff „Functional Food" stark an Bedeutung.

Linolsäuren für die Gefäße

Milch enthält zudem noch besondere Fettsäuren, die „konjugierten Linolsäuren", kurz CLA genannt. Sie wirken sich günstig auf die Blutgefäße aus und sollen Krebs vorbeugen. Der CLA-Gehalt in der Milch hängt stark von der Fütterung der Tiere ab. Kühe, die auf Bergwiesen und Almen gehalten werden, also frisches Grünfutter aus Gräsern, Kräutern und Heilkräutern bekommen, liefern eine besonders CLA-reiche Milch.

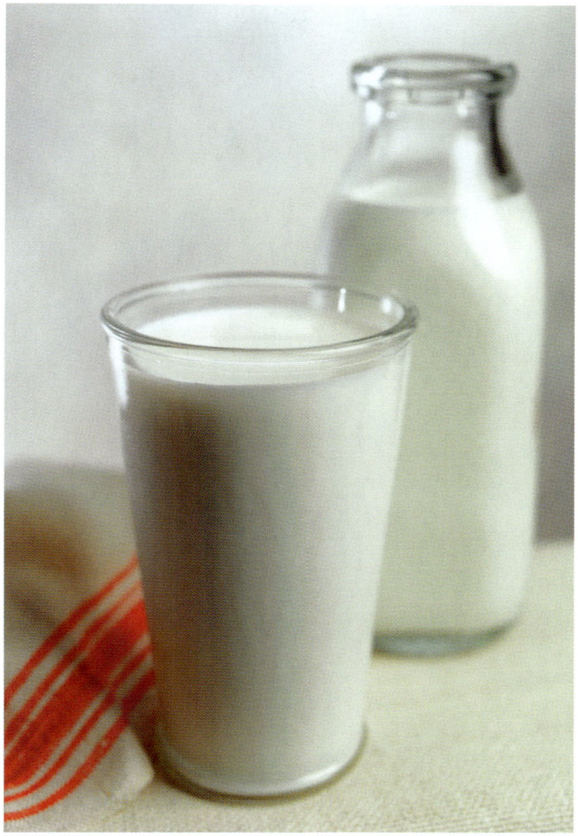

Frischmilch schnell verwerten

Frische Milch kann man im geschlossenen Zustand bei fünf Grad Celsius ca. drei Tage im Kühlschrank aufbewahren. Haltbare Milch, oder als H-Milch bezeichnet, ist drei Monate haltbar und ernährungsphysiologisch fast genauso wertvoll wie Frischmilch. Lediglich durch das Erhitzungsverfahren nimmt der Gehalt an den sehr hitzeempfindlichen Vitaminen B_{12} und Folsäure etwas ab. Durch ihren hohen Eiweißanteil ist die Milch gut verdaulich. Auch Menschen mit erhöhtem Harnstoff oder Gichtanfälligkeit vertragen Milch gut. Unverträglichkeiten treten in der Regel nur auf, wenn die Betroffenen speziell gegen Milch oder Milchzucker allergisch sind oder ihnen bestimmte Verdauungsenzyme fehlen.

Wie viel Fett für wen?

Kinder sollten immer Milch mit 3,5 bis 3,7 % Fettgehalt trinken. Bei Menschen mit Übergewicht und erhöhtem Cholesterinspiegel gehört allerdings nur Milch mit 1,5 % Fettgehalt ins Glas.

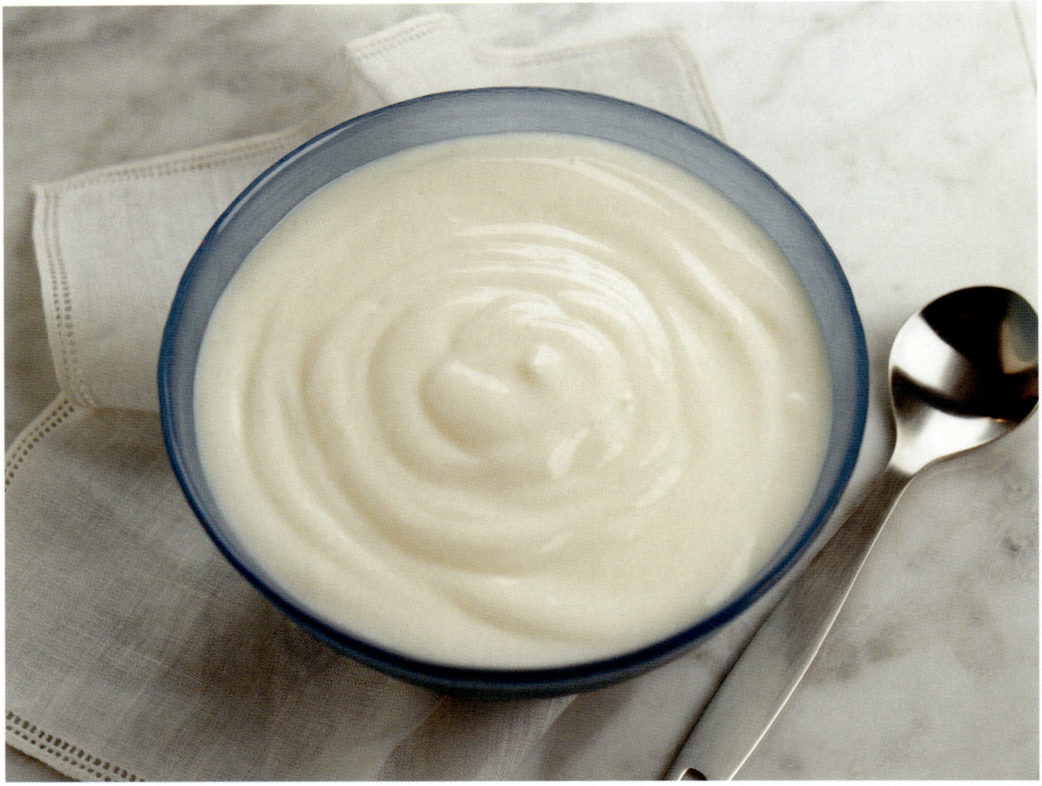

Quark in allen Stufen

Quark (in Österreich „Topfen" genannt) wird in der Molkerei aus Magermilch hergestellt und durch Zugabe von Schlagsahne/Obers auf die gewünschte Fettstufe gebracht. Der Fettgehalt wird, ebenso wie bei Käse, auf die Trockenmasse bezogen, das heißt auf die feste Masse, die übrig bleibt, wenn man dem Produkt das Wasser entzieht. Die typischen Fettgehalte in der Trockenmasse sind:

- Magerstufe: weniger als 10 % Fett,
- halbfett: 20 % Fett,
- Fettstufe: 40 % Fett.

100 g halbfetter Quark haben nur 100 kcal und nur 0,2 g Fett, dafür aber viel Kalzium und die Vitamine A, B_2 und B_{12}. Außerdem enthält Speisequark sehr viel Eiweiß. Er gilt als idealer Fitmacher und Sportlernahrung.

Sauermilch – gut für die Verdauung

Sauermilchprodukte wie Joghurt oder Kefir entstehen durch Zusatz von Milchsäurekulturen, welche für den säuerlichen Geschmack sorgen und darüber hinaus die Verdauung positiv beeinflussen. Buttermilch entsteht automatisch bei der Butterherstellung. Sie ist sehr eiweißreich und enthält maximal ein Prozent Fett. Außerdem liefert sie Kalzium und Lecithin. Durch den erfrischenden Geschmack ist Buttermilch ein hervorragender, kalorienarmer Durstlöscher.

Ernährungsempfehlungen

Variante 1 – bei normalem Cholesterinwert:

250 ml 3,5 % Vollmilch ergibt: 1000 mg Kalzium

250 ml 3,5 % Joghurt weist 500 kcal (Kalorien) auf

50 g Edamer 40 % Fett i. Tr. hat 100 mg Cholesterin, deckt aber 50 % des Tagesbedarfs an Magnesium sowie Vitamin A, B_1 und C

50 g Limburger 40 % oder 50 g Tilsiter 45 % decken 100 % des Tagesbedarfs an Vitamin B_2 und B_{12}

Variante II – bei hohem Cholesterinwert:

250 ml 1,5 % Vollmilch ergibt 1000 mg Kalzium

250 ml 1,5 % Joghurt weist 300 kcal (Kalorien) auf

50 g Edamer 30 % Fett i. Tr. hat 50 mg Cholesterin, deckt aber 50 % des Tagesbedarfs an Magnesium sowie Vitamin A, B_1 und C

50 g Limburger 20 % decken 100 % des Tagesbedarfs an Vitamin B_2 und B_{12}

(aus: Dobnig, Osteoporose, 1998)

Mein Kind trinkt keine Milch!

Milch ist unser wichtigster Kalziumlieferant und daher sehr wichtig für gesunde Knochen und Zähne. Mag Ihr Kind Milch „pur“ nicht, dann bieten Sie ihm Milch in Form von Kakao, Joghurt, Käse, Quark, Milchshakes oder begleitend zum Müsli an. Sie können Milch und Käse auch beim Kochen verwenden in Aufläufen, Puddings, Suppen oder Soßen.

Lehnt Ihr Kind sämtliche Milchprodukte ab oder besteht eine Milchallergie, muss das Kalzium aus anderen Quellen kommen: kalziumreiche Mineralwasser, kalziumreiches Gemüse (z. B. Brokkoli), Nüsse und kalziumangereicherte Säfte.

Mit reichlich Milchprodukten und einer ergänzenden, abwechslungsreichen Kost sind Sie immer im sicheren Bereich! Übrigens: Die einzigen kalziumreichen Gemüsesorten wie Kresse und Kohl sind bestenfalls als begleitende Kalziumlieferanten anzusehen.

Kalzium und Cholesterin

Experten sind sich einig: Lieber ein Glas Milch, ein Becher Joghurt oder ein paar Scheiben Käse als Kalziumtabletten. Warum? Aufgrund des vorhandenen Milchzuckers wird die Aufnahme des Kalziums im Darm zusätzlich gefördert. Kalziumtabletten können natürlich eine sinnvolle Alternative zur Ernährung mit Milchprodukten sein, zum Beispiel, wenn ein sehr hoher Cholesterinwert oder eine Milcheiweißallergie vorliegt. Personen mit Milchzuckerunverträglichkeit vertragen oft Käsesorten, die statt des Milchzuckers Milchsäure enthalten.

Zu viel Kalzium – gibt's das?

Viele haben Angst vor einem zu hohen Kalziumanteil in der Nahrung. Vor möglichen Folgen einer übermäßigen Kalziumzufuhr schützt aber eine „Aufnahmeblockade" im Darm. Kommt einmal ein „Kalziumansturm" auf den Darm zu, wird das überschüssige Kalzium über die Nieren mit dem Harn ausgeschieden. Bei ausreichender Flüssigkeitszufuhr stellen Kalziummengen von 2000 mg täglich kein erhöhtes Nierensteinrisiko dar. Bei Patienten, die über Nierensteine in der Vergangenheit berichten, wird der Arzt in der Therapie entsprechend vorsichtig sein. Auch vor Gefäßverkalkung muss man keine Angst haben. Kalkeinlagerungen in Gefäßwänden treten spät auf und dürfen nicht mit der eigentlichen Ursache von Gefäßwandschädigungen wie Hochdruck, Zigarettenrauchen, erhöhter Blutzucker, hohes Cholesterin etc. verwechselt werden.

Cholesterin ist lebenswichtig!

Cholesterin hat ein schlechtes Image, dabei ist es lebenswichtig und muss dem Körper in gewissen Mengen zugeführt werden, da sonst die Cholesterineigenproduktion (im Darm und in der Leber) in gesteigertem Maß abläuft. Aus diesem Grund werden auch bei strikter, cholesterinarmer Diät weiterhin zu hohe Werte gemessen. Es werden auch nur etwa 10

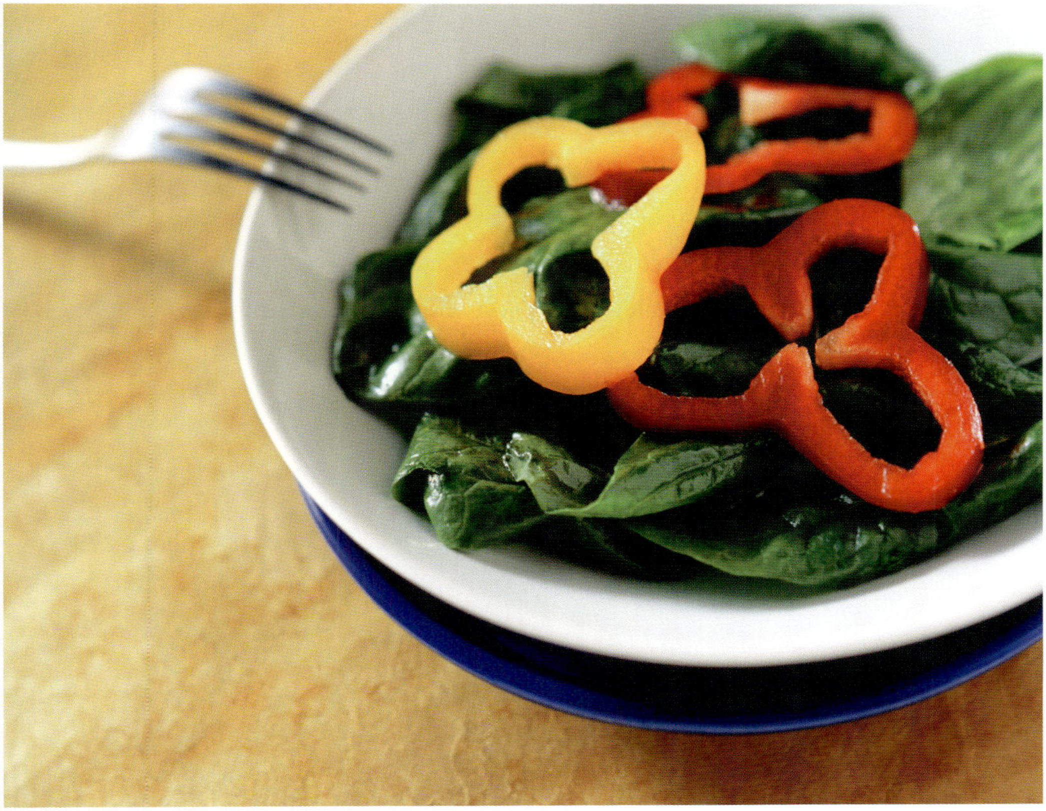

bis 15 % des Nahrungscholesterins über den Darm aufgenommen, und der Körper kann praktisch aus allen „Brennstoffen“ wie Zucker, Fett und Eiweiß unter schlechten Verbrennungsbedingungen Cholesterin erzeugen. Sauerstoffzufuhr durch regelmäßiges körperliches Training und eine generelle Kalorienreduktion sind daher die größten Garanten für eine Senkung des Cholesterinspiegels. Nur wenn dies erreicht ist, kann sich auch eine Reduktion des Cholesterinangebots in der Ernährung günstig auswirken. Personen mit Cholesterinwerten ab etwa 250 +/–20 mg % sollten eher der Variante 2 (siehe oben) folgen, die im Unterschied zur Variante 1 bei gleichem Kalziumgehalt etwa um die Hälfte cholesterinreduziert ist.

Auf einen Blick – praktisch

Bei Osteoporose ist es wichtig, keine Stürze – und damit Knochenbrüche – zu riskieren. Die Wohnung muss daher frei von Stolperfallen sein. Außerdem sollten keine Medikamente eingenommen werden, die zu einer Beeinträchtigung der Wahrnehmung führen.

So beseitigen Sie Stolperstellen:

- Teppiche so befestigen, dass sie nicht rutschen, glatte Fußböden mit rutschfestem Material versehen.
- Alle Treppen mit Handläufen ausstatten.
- Eine rutschfeste Matte in die Badewanne legen und Griffe installieren.
- Eine rutschfeste Matte vor Spüle und Waschbecken legen.
- Lose Kabel und andere Gegenstände, über die Sie fallen könnten, entfernen.
- Gute Lichtverhältnisse in allen Räumen und zusätzlich ein Nachtlicht im Schlafzimmer schaffen.
- Außerdem sollten Sie geschlossene Schuhe mit niedrigen Absätzen und griffigen Sohlen tragen, um Ihre Balance und Trittsicherheit zu verbessern.
- Lassen Sie regelmäßig Ihr Seh- und Hörvermögen überprüfen. Beachten Sie außerdem, dass manche Medikamente (wie Schlafmittel, Mittel gegen Allergien oder hohen Blut-

Tipps bei Osteoporose

druck und Antidepressiva) Schläfrigkeit, Schwindel und Kopfschmerzen bis hin zu Desorientiertheit verursachen können. Deshalb sollten Sie diese Medikamente nie nach 12 Uhr nachts einnehmen, sonst dauern die Wirkungen noch über den nächsten Tag hin an. Fragen Sie Ihren Arzt, ob irgendeines der Medikamente, die Sie zurzeit einnehmen, diese Wirkungen haben könnte.

- Tipp Oberschenkelprotektoren: Die handflächengroßen Kunststoffschalen bieten einen guten Schutz bei einem seitlichen Sturz. Sie verteilen die Aufprallenergie flächig und schützen so den Oberschenkel.
- Denken Sie an den Kauf von rückenschonenden Dingen wie Stehpult, Greifzangen, Strumpfanziehhilfen, gefederte Wanderstöcke oder ergonomische Stühle.
- Achten Sie beim Tragen, Heben und Absetzen von Einkauftaschen und Mineralwasserkisten auf die richtige Haltung. Bis automatisierte, falsche Bewegungen und Positionen durch rückenschonende ersetzt werden, braucht es aber Zeit.
- Verzichten Sie auf Schuhe mit Schuhbändern, wenn Sie sich schlecht bücken können, es gibt so viele Modelle, auf die man ausweichen kann!

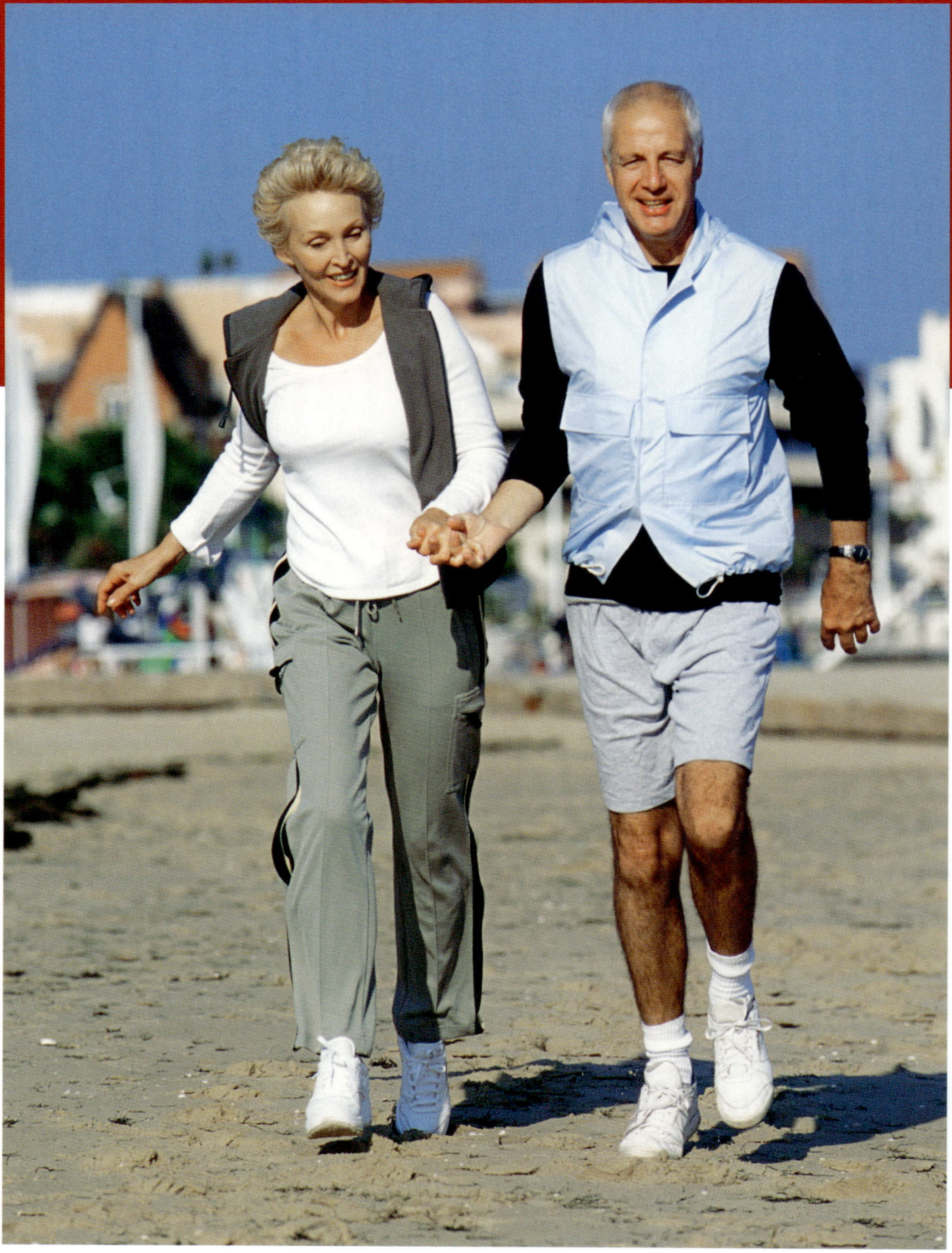

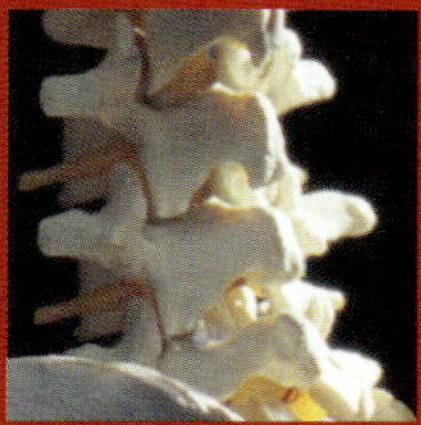

Osteoporose-Mythen

Osteoporose ist eine seltene Erkrankung.

Stimmt nicht, das genaue Gegenteil ist der Fall. Die Osteoporose kann sich mittlerweile „rühmen", in den Industrieländern zu einer richtigen Volkskrankheit geworden zu sein. Rund ein Drittel aller Frauen über 60 sind vom Knochenschwund betroffen und haben zumindest einen osteoporosebedingten Knochenbruch im Laufe ihres Lebens erlitten. Die Zahl der osteoporosebedingten Oberschenkelhalsbrüche beläuft sich weltweit auf mehr als zwei Millionen pro Jahr.

Ich bin viel zu jung, um mir Gedanken über Osteoporose zu machen.

Auch das ist falsch. Vorbeugung beginnt von Kindesbeinen an, denn nur wer schon als Jugendlicher auf sein „Knochenkonto" einzahlt, kann später davon zehren. Dazu gehörten eine ausreichende Kalzium- und Vitamin-D-Zufuhr und regelmäßige Bewegung. Dann baut man ein Optimum an Knochenmasse auf. Wer außerdem auf Rauchen verzichtet, sich bei Alkohol und phosphatreichen Nahrungsmitteln (z. B. colahaltige Getränke, Süßigkeiten, Fastfood) zurückhält, hat für ein fittes und belastbares Alter alles Mögliche beigetragen.

Osteoporose ist eine reine Frauenkrankheit.

Irrtum! Auch das „starke Geschlecht" kann an Osteoporose erkranken. Etwa ein Fünftel der Osteoporose-Kranken sind mittlerweile Männer. Ursache für die Osteoporose ist bei der Hälfte der Männer der Lebensstil, also ungesunde Ernährung, Bewegungsmangel und übermäßiger Alkohol- sowie Nikotinkonsum. Bei der anderen Hälfte sind es krankheitsbedingte Gründe, wie z. B. eine langzeitige Kortisonbehandlung oder eine Unterfunktion der Keimdrüsen (Hoden). In diesem Fall ist manchmal eine ursächliche Therapie möglich, etwa eine Behandlung mit männlichen Geschlechtshormonen. Bei den anderen Männern kann die Knochendichte durch Medikamente gesteigert werden.

Wenn Osteoporose festgestellt wird, kann man nichts mehr gegen die Krankheit tun.

Wieder falsch. Die schmerzhaften und langwierig zu behandelnden Erscheinungen der Osteoporose, nämlich Knochen- und Wirbelbrüche, quälende Dauerschmerzen und Behinderungen, müssen nicht sein. Die Medizin hat in der Früherkennung, der Vorbeugung und auch der Behandlung Riesenfortschritte gemacht, die Lebensqualität kann in jedem Stadium erheblich verbessert werden. Für ein individuelles Trainingsprogramm und eine Ernährungsumstellung ist es niemals zu spät.

Osteoporose ist nicht so ernst, als dass man sich Sorgen machen müsste.

Osteoporose ist keine Krankheit, die man auf die leichte Schulter nehmen sollte. Unbehandelt kann in schweren Fällen bereits ein kleiner Anlass genügen, um die porösen Knochen brechen zu lassen. Viele Betroffene sind beim Gehen auf fremde Hilfe angewiesen, und so manche Patientin mit nicht ausgeheilter Fraktur wird zum Pflegefall. Das eigentlich Schlimme daran: All diese Auswirkungen lassen sich in vielen Fällen verhindern.

Ich bin gesund, also bin ich nicht gefährdet.

So einfach ist die Sache nicht. Osteoporose ist eine leise Erkrankung, die viele Jahre braucht, bis sie sich bemerkbar macht. Nach und nach kann der Körper aber proportional viel an Knochendichte verlieren, obwohl man der Meinung ist, gesund zu leben. Liegen vielleicht familiäre Vorbelastungen vor? Waren Mutter oder Großmutter betroffen? Sprechen Sie mit Ihrem Arzt darüber! Eine Knochendichtemessung verschafft Gewissheit.

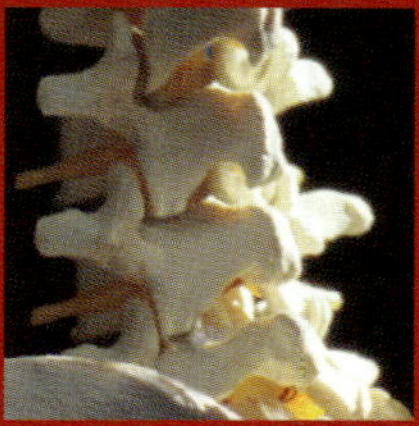

Kalzium- und Phosphorgehalt der wichtigsten Lebensmittel

1. Milch und Milchprodukte

	mg Ca/100 g	mg Ph/100 g
Vollmilch	118	90
fettarme Milch	120	90
Magermilch	125	95
Buttermilch	110	90
Kondensmilch	240–315	190–245
Sahne (Obers)	75–110	65–80
Vollmilch-Joghurt	150	135
Joghurt aus entrahmter Milch	120	90
Speisequark (Topfen), mager	70	190
Sahnequark (Topfen) (40 % Fett i. Tr.)	70	200
Hartkäse, vollfett (45 % Fett i. Tr.)	830	510
Parmesankäse	1225	810
Weichkäse, halbfett (20 % Fett i. Tr.)	500	270
Edamer (40 % Fett i. Tr.)	710	425
Doppelrahmkäse (60 % Fett i. Tr.)	65	190
Camembert (45 % Fett i. Tr.)	380	185
Schmelzkäse (45 % Fett i. Tr.)	545	945

2. Fleisch und Wurst

	mg Ca/100 g	mg Ph/100 g
Schweinefleisch	2–9	100–190
Rindfleisch	8–11	125–170
Hackfleisch (Faschiertes)	8	135
Kalbfleisch, mittelfett	10	160
Kaninchenfleisch	11	175
Innereien	4–12	155–340
Geflügel	8–20	140–190
Schinken	9–10	155–180
Blutwurst (Blunzen)	10	160
Bierschinken	15	150
Leberwurst	40	150
Salami	35	–
Frankfurter Würstchen	8	105

3. Fisch

	mg Ca/100 g	mg Ph/100 g
Aal	13	115
Heilbutt	11	160
Hering	25	180
Kabeljau	6	105
Seelachs (Filet)	14	300
Ölsardinen	330	430
Thunfisch (in Öl)	7	295

4. Eier

	mg Ca/100 g	mg Ph/100 g
Hühnerei	30	110

5. Backwaren und Getreideerzeugnisse

	mg Ca/100 g	mg Ph/100 g
Vollreis	25	325

Kalzium- und Phosphorgehalt der wichtigsten Lebensmittel

	mg Ca/100 g	mg Ph/100 g
Reis, poliert	6	120
Haferflocken	65	405
Müsli (Früchtemüsli)	55	290
Eierteigwaren (Nudeln, Spaghetti)	20	195
Weizenkleie	43	1240
Roggenvollkornbrot	45	220
Roggenbrot	20	135
Mischbrot	20	145
Brötchen	25	110
Toastbrot	110	100
Kuchen	80	100

6. Kartoffeln

	mg Ca/100 g	mg Ph/100 g
Kartoffeln (ohne Schalen)	13	60
Pommes frites	9	85
Kartoffelchips	40	140
Kartoffelpüree	30	230

7. Gemüse

	mg Ca/100 g	mg Ph/100 g
Blumenkohl (Karfiol)	13	35
Bohnen, grün (Fisolen)	45	35
Brokkoli	65	50
Chinakohl	30	30
Endivie	40	40
Erbsen, grün	10	50
Fenchelknollen	100	50
Grünkohl	110	45
Kohlrabi	50	35
Lauch	50	25
Meerrettich	55	35

	mg Ca/100 g	mg Ph/100 g
Möhren	30	25
Petersilie	145	75
Schnittlauch	165	75
Sauerkraut	50	45

8. Nüsse

	mg Ca/100 g	mg Ph/100 g
Erdnüsse (geröstet)	65	410
Haselnüsse	225	330
Walnüsse	70	430

9. Obst

	mg Ca/100 g	mg Ph/100 g
Apfel	7	10
Birne	16	20
Orange	30	15
Satsumas (Mandarinen)	30	13
Brombeeren	30	30
Erdbeeren	25	30
Himbeeren	40	45
Johannisbeeren, rot (Ribiseln)	30	25
Johannisbeeren, schwarz	45	40
Weintrauben	20	25
Banane	6	20
Rosinen	30	–

10. Süßwaren

	mg Ca/100 g	mg Ph/100 g
Schokolade	215	240
Bienenhonig	5	20
Marmelade	10	25
Zucker	1	–

Um den Verlust von Vitaminen und Mineralstoffen zu vermeiden, ist zu beachten, dass

- Nahrungsmittel nicht zu lange an der Luft liegen,
- Lebensmittel nicht zu stark zerkleinert werden, um wenig Angriffsfläche für die Luft zu bieten,
- Gemüse in wenig Wasser gegart und Gemüsewasser mit verwendet wird,
- die Garzeit möglichst kurz gehalten wird,
- zubereitete Speisen nicht zu lange warm gehalten werden, sie sollten eher ausgekühlt und wieder erwärmt werden.

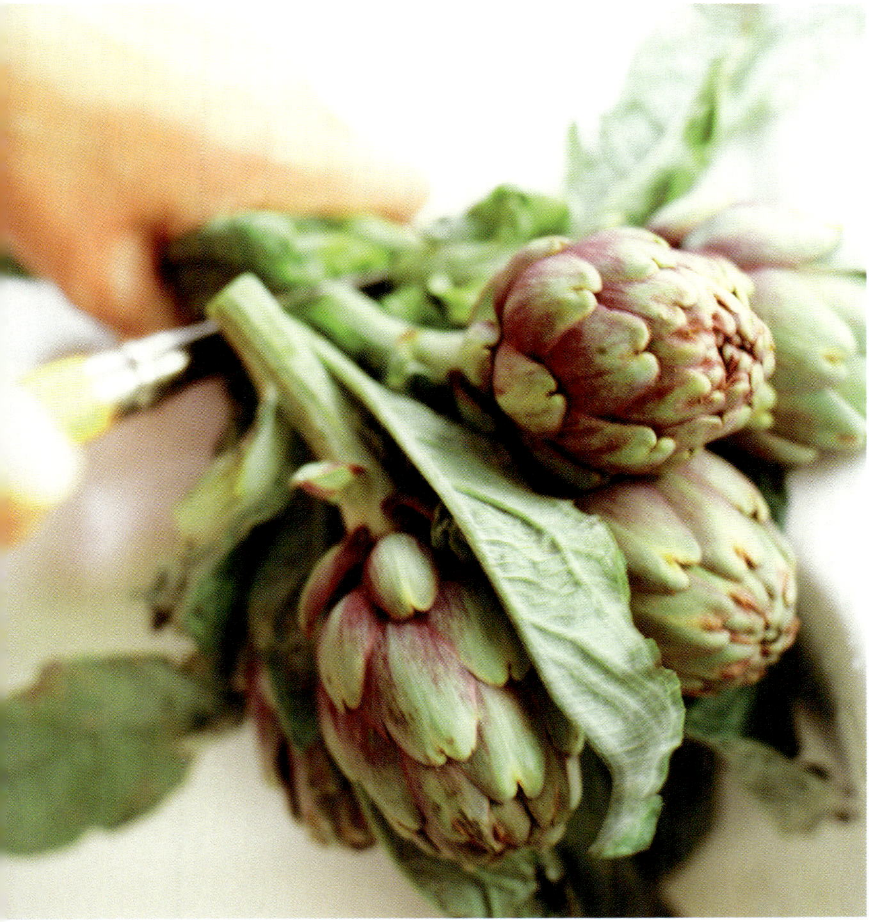

Patientenfälle aus der Praxis

Nachfolgend werden vier typische Fälle aus der osteoporotischen Praxis näher vorgestellt. Sie sollen vor allem zeigen, dass es für viele Patienten auch mit starken Schmerzen heute durchaus Hoffnung auf eine deutliche Besserung ihrer Beschwerden gibt, sie zeigen aber auch die Grenzen des Machbaren auf.

Gerlinde K, 56 Jahre

Anamnese

- Beschwerden: Übernahme der Patientin im Januar 2004 von einer auswärtigen Krankenanstalt wegen heftiger Schmerzen im Thorakolumbalbereich und multiplen Wirbelkörperkompressionsfrakturen.
- Medikation: s. c. Schmerzpumpe, Voltaren 100-0-100 mg, Sirdalud MR 6 mg 0-0-1, Saroten 25 mg 0-0-1, Zurcal 40 mg 0-0-1, Laevolac 1 EL.
- Vorerkrankung: Fahrradsturz im Januar 2003, WK-Fraktur L1; nach konservativer Schmerztherapie beschwerdefrei. Im August 2003 spontane Rückenschmerzen – multiple WK-Frakturen im MRI.
- Sonstiges: Menopause mit 48 Jahren (keine HRT), St. p. rez. Nephrolithiasis, St. p. Zystektomie re. Ovar, St. p. CHE, keine genetische Disposition, verträgt Käse und Joghurt sehr gut und isst diese auch gerne; keine OPO-Medikation.
- Status: 1,58 m, 63 kg, 7 cm Größenverlust, diffuser Kopfschmerz, Patientin kann über drei Wochen nur stehend (!) schlafen.

Labor

- Im Normbereich: Kalzium, Albumin, Phosphat
Kreatinin, GGT, GOT, GPT, ALP
BSG
BB
Elphor
Harnkalzium-(Phosphor, Cortisol)
Ausscheidung im Normalbereich
TSH, Cortisolprofil, Prolactin, LH, FSH, E2, Prog., Testo.

- Biochemische Marker: Crosslaps 0,72 ng/ml (–0,32)
  iPTH: 58 pg/ml (15–65)
  OC: 20,1 ng/ml (11–48)
  25 Vit. D: 50,8 nmol/l (30–85)

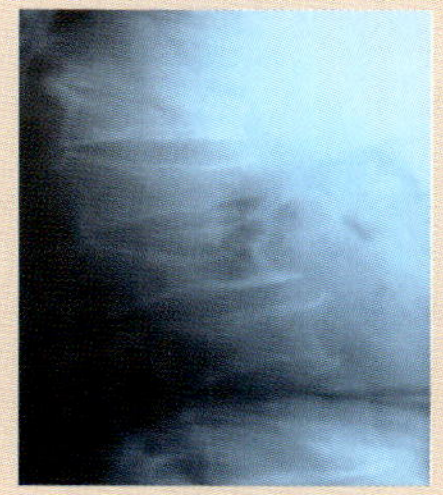

Röntgen und Knochendichtemessung

DXA-neck-T-Score: –1,79 (80 %)
Z-Score: –0,4

Struktur- und Mineralisations-Parameter

- BV/TV: bone volume fraction
- Tb. Th./Ct. Th.: trabecular and cortical thickness
- NBf/B. Ar.: connectivity
- CaMean: weighted mean Ca concentration
- FWHM: heterogenity of mineralization – full with at half maximum
- Ca low: low mineralized bone < 17,68 Ca wt %, normal 5 %

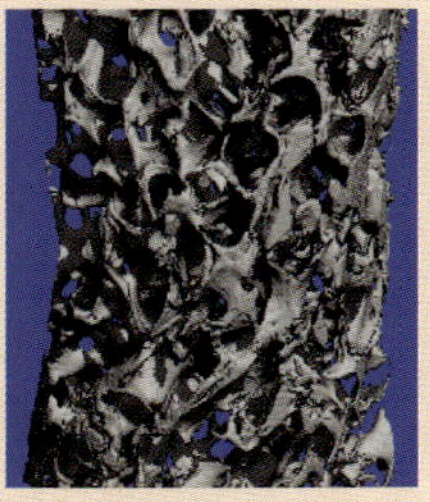

Vor der Therapie

Diagnose

- Postmenopausale manifeste Osteoporose mit erhöhtem Knochenumbau.
- Kein Hinweis für sekundäre Osteoporose.

Therapie

- Aredia 30 mg i. v. Monat 0-3-6
- Actonel 5 mg tägl. über 30 Monate, Kalzium-/Vitamin-D-Supplement (CaCarbonat 1000 mg/880 I. E. Vit. D_3)
- analgetische Therapie mit Durogesic 75 mg über 3 d, NSAR, Sirdalud, Saroten
- Reklinationsmieder, intensive physiotherapeutische Betreuung, Isometrik, Dehnung verkürzter Muskulatur, Extension nach Brügger, Schmerzbehandlung mittels FM-Strom

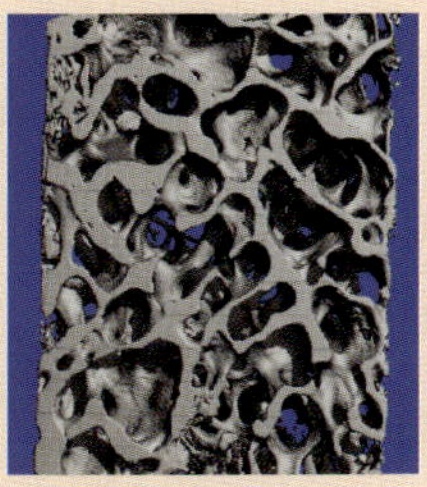

Nach der Therapie

Resultate nach 30 Monaten Risedronate 5 mg tägl.

- keine weiteren Frakturen
- verbesserte Mobilität (fährt mit Fahrrad, Krafttraining)
- verringerte Schmerzen (Durogesic 25 mg, NSAR bei Bedarf, elastisches Mieder)

- DEXA-neck-T-Score: −1,79 (80 %) Z-Score: −0,4
  −1,48 (83 %) Z-Score: −0,02

- Veränderungen der Strukturparameter:

	BV/TV	Conn. D. (1/mm³)	SMI	TbN (1/mm)	Tb. Th. (mm)	Tb.Sp. (mm)
vor Therapie	0,2383	27,5263	1,6661	1,7523	0,1841	0,5626
nach Therapie	0,2778	28,3903	1,3746	1,9067	0,1879	0,5518

- Resultate – Strukturparameter

	BV/TV (%)	Tb. Th. (µm)	N. Bf./B.
vor Therapie	18,2 (20 ± 5)	152,7 (177 ± 39)	2,75
nach Therapie	26,17	167,2	1,06

Ingrid L, 66 Jahre

Anamnese

- Beschwerden: Seit Monaten zunehmende BWS-Schmerzsymptomatik, ist sonst eigentlich gesund, gelegentlich noch immer Hitzewallungen; brüchige Fingernägel.
- Medikation: Lipidsenker, Atenolol 50 mg
- Vorerkrankungen: Radiusfraktur re vor 2 J. (keine Bewegungseinschränkung), St. p. Beckenvenenthrombose mit 58 J., anschließend OAK über 3 J.
- Sonstiges: Menopause mit 45 J. (keine HRT); bekannte Laktoseintoleranz, verträgt jedoch Käse und Joghurt sehr gut und isst diese auch gerne.
  HV: Mutter mit 75 an Insult verstorben, ältere Schwester der Patientin nimmt OPO-Medikation.
- Status: 1,59 m, 63 kg, 4 cm Größenverlust gegenüber früher, Rundrücken, lokale BWS-Schmerzsymptomatik, diffuser Klopfschmerz, deutliche Bewegungseinschränkung, dünne Fingernägel.

Labor

- Im Normbereich: Kalzium, Albumin, Phosphat
  Kreatinin, GGT, GOT, GPT
  BSG
  BB
  Elphor
  Harnkalziumausscheidung im unteren
  Normalbereich erhöht
  ALP 245 (–225) IU/L
- Speziallabor: Serum CTX 3,4 nmol/L (0,8–2,2)
  iPTH: 58 pg/ml (10–65)
  25 Vit. D: 15 ng/ml (10–45)

Röntgen und Knochendichtemessung

DEXA-LWS-T-Wert: –3,8, Z-Wert: –2,9
zusätzlich: DEXA-SH: T-Wert: –3,5

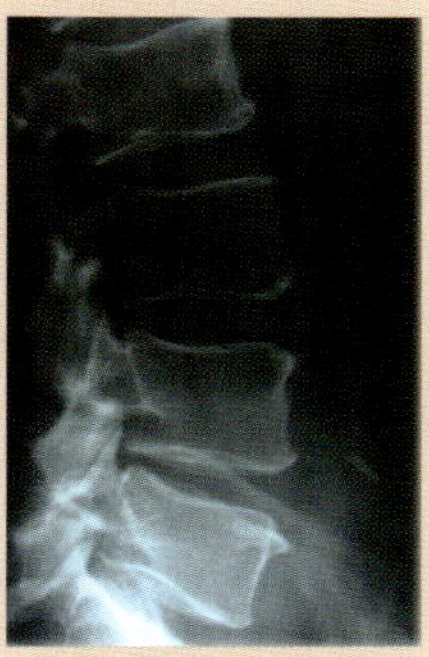

Diagnose

- postmenopausale manifeste Osteoporose (1 leichte, 1 mittelschwere BWK-Fraktur) mit erhöhtem Knochenumbau
- kein Hinweis für sekundäre Osteoporose
- Risikofaktoren: hereditäre Komponente wahrscheinlich
  (Schwester auch OPO)
  frühe Menopause ohne HRT
  OAK? (Vitamin-K-Antagonist)
  anamnestisch Laktoseintoleranz

Therapievorschlag

- Calcitonin Nasalspray 100 I. E./Tag für 6 Wochen, dann
- Alendronat 10 mg, Kalzium-/Vitamin-D-Supplement (CaCarbonat 1000 mg/880 I. E. Vit. D_3)
- analgetische Therapie mit NSAR unter Magenschutz (sofern notwendig)
- elastische Rumpforthese mit Geradehalter (vorübergehend)
- physikotherapeutische Betreuung nach Abklingen der Akutphase
- Serum-CTX-Kontrolle 3 Monate nach BIS-Einnahme

Wiedervorstellung

- Starke LWS-Schmerzsymptomatik seit wenigen Monaten deutlich zunehmend, lokale bds. paravertebral ausstrahlende Schmerzen, die mit Zunahme der Aktivität schlimmer würden. Patientin hat täglich Schmerzen, „der ganze Rücken brennt", „eine Handtasche ist schon eine Belastung", muss sich tagsüber öfter hinlegen.
- Status: aktuell 1,58 m (erinnerliches Körpermaß: 1,65 m), = –7 cm!! Typischer OPO-Phänotypus: Rundrückenbildung, Tannenbaumphänomen, starke Bewegungseinschränkung im LWS-Bereich, FBA: 30 cm, Rippen stehen knapp oberhalb der Darmbeinschaufeln, leichter Klopfschmerz über dem Dornfortsatz des LWK III.

Fazit

Hier ist der Verlauf einer typischen Osteoporose nachvollziehbar: Die Patientin hat nach der ersten Vorstellung die Medikamente nur 2 Monate eingenommen und diese dann bis auf Kalzium und Vitamin D abgesetzt. Eine neuerliche medikamentöse Therapie wird dringend empfohlen.

Bettina D, 24 Jahre

Zusammenstoß mit Skateboarder im Mai 98

- Mai: Osteoporose, Frakturen oberer und unterer Schambeinast rechts
- Juni: zusätzliche Fraktur oberer und unterer Schambeinast li.
- Oktober: kaum Kallusbildung
- psychosomatische Exploration: Essstörung, seit 3 Jahren mit Amenorrhoe, Anorexia Nervosa

Labor

- OC ↓
- SALP ↓
- PICP ↓
- ICTP, PTH, 25 OH VID3 ⊥
- E2 ↓
- PROG ↓
- FSH ↓
- LH ↓

Therapie

- Kalzium
- Vitamin D
- Hormonsubstitutionstherapie
- Bisphosphonate
- Calcitonin
- SERMs
- Fluoride
- Anabolika-Kombination

Paul W, 57 Jahre

Anamnese

- Seit 1984 ist eine chronische entzündliche Darmerkrankung mit rezidivierenden perianalen Zysten bekannt. Der Patient benötigt immer wieder höhere Dosen von Kortison zur Behandlung von akuten Schüben.
- Weiters leidet er an arterieller Hypertonie; es wurde eine Hyperthyreose diagnostiziert.
- Im Rahmen seiner Grunderkrankung leidet er an rezidivierenden Durchfällen mit diffuser abdomineller Schmerzsymptomatik.
- Weiters auffällig sind rezidivierende Schmerzen im Bereich der gesamten Wirbelsäule sowie Kapselschwellungen und Mutilationen an beiden Händen, vor allem MCP- und PIP-Gelenken, Schwellungen an beiden Knien und Knöcheln.
- Zur Besserung der komplexen Schmerzsymptomatik kam es unter Steigerung der Kortisondosis.
- Sonstiges: Arbeitet als Nachrichtentechniker, ist verheiratet und Vater von 2 Kindern. Konstitutionell leicht adipöser Habitus, sonst keine weiteren Auffälligkeiten.

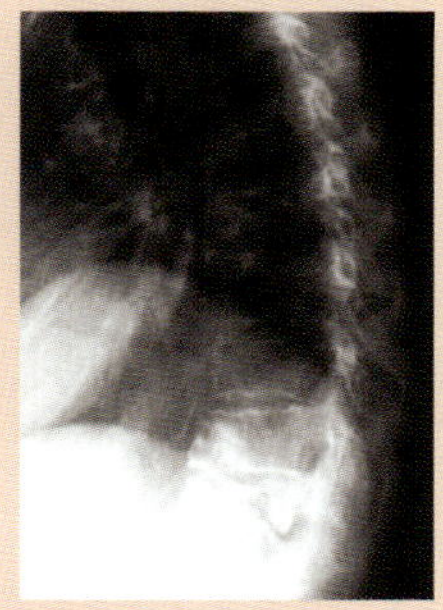
Röntgen BWS

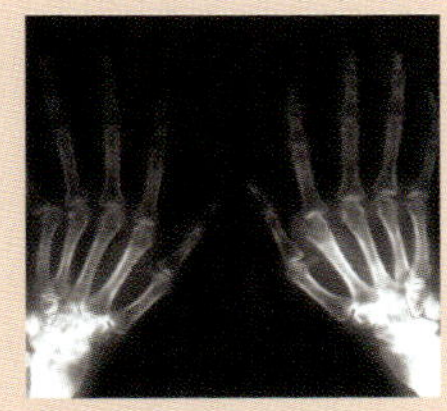
Röntgen Hände

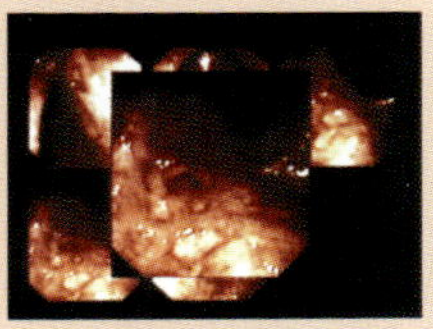
Colonoskopie mit Biopsien

Labor

BSG	22/52	ASLO	negativ
CRP	46 mg/dl	IAP	76 U/l
Leuko	8800	ALP	290 U/l
VitD3	12 ng/ml	CA	1,9 mmol/L
OC	32 ng/ml	Ph	0,7 mmol/L
Rheumafaktoren	negativ	PTH	11 pg/ml
Latex	negativ	LDH	258 U/L
LFP	normal	HLAB 27	positiv
SD-Funktion	euthyreot		

Diagnose

Anhand der erhobenen Befunde wurden folgende Diagnosen gestellt:

1. M. Crohn
2. Steroidinduzierte Osteoporose
3. M. Crohn-assoziierte Arthritis

Therapie der Wahl bei steroidinduzierter Osteoporose

Aufgrund des Alters und Geschlechts und der deutlichen Schmerzsymptomatik im Bereich der Wirbelsäule wurde Calcitonin zur Behandlung der sekundären Osteoporose gewählt. Der Patient erhielt subkutane Therapie mit 100 I. E. 2 x täglich über 18 Monate.

Therapieerfolg

Unter dieser Therapie kam es zu rascher und deutlicher Schmerzreduktion, erhoben anhand der VAS (visual analogue scale). Weiters kam es zur Stabilisierung der Knochendichte, gemessen mit DEXA (dual energy x-ray absorptiometry) im Bereich des Schenkelhalses als auch LWS.

Selbsthilfegruppen

Selbsthilfegruppen können sehr viel leisten. Der Erfahrungsaustausch unter Betroffenen ist ausgesprochen hilfreich im Umgang mit der Krankheit, denn wer Osteoporose hat, führt oft ein sehr eingeschränktes Leben. Man ist auf Hilfe angewiesen, wird vielleicht langsam, oft müde und hat Angst, Kontakte zu verlieren. In der Selbsthilfegruppe können die Betroffenen darüber offen reden und gemeinsam Dinge unternehmen. Selbsthilfegruppen leisten Hilfe zur Selbsthilfe, sie vermitteln Lebensfreude trotz Osteoporose, und sie informieren.

Österreich

Dachverband der Österreichischen Osteoporose-Selbsthilfegruppen
Breitenweg 7c
8042 Graz
Tel. 0316/48 32 48

Osteoporose-Homepage
http://osteoporose.co.at

Osteoporose-Selbsthilfe Wien
Kaiserstraße 14/13
1070 Wien
Tel. 01/522 63 35
Fax 01/524 17 72
E-Mail: sekretariat@osteoporose-selbsthilfe.at
Homepage:http://www.osteoporose-selbsthilfe.at

Deutschland

Dachverband Bundesselbsthilfeverband für Osteoporose e. V.
Kirchfeldstraße 149
40215 Düsseldorf
Tel. 0211/319 165
Fax 0211/332 202
E-Mail: info@bfo-aktuell.de
Homepage: http://www.bfo-aktuell.de

Schweiz

Dachverband
donna mobile
Arbeitsgemeinschaft
Osteoporose Schweiz
Postfach 270
3000 Bern 7
Osteoporose Helpline: 0848/80 50 88
Tel. 0 31/312 45 55
Fax 031/312 45 56
E-Mail: donnamobile@donna.ch
Homepage: http://www.donnamobile.ch

SVGO
Schweizerische Vereinigung gegen die Osteoporose
ASCO
L'Association Suisse contre l'ostéoporose
c/o Dr. M. E. Kraenzlin
Missionsstrasse 24
4055 Basel
Tel. 061/264 97 97
Fax 041/61 264 97 96
E-Mail: kraenzlin@ubaclu.unibas.ch

Register

Abbildungsnachweis

Biegler GmbH: 111
Contrast Bildagentur: 55, 123
Lisa Hahsler: 86, 87, 88
natur ganz nah: 69, 97
Ossano Scandinavia: 104
PhotoAlto: 11 unten, 14, 35, 44, 73, 75, 83, 85, 90, 93, 103, 117, 132, 143
PHOTODISC: 7, 8, 9, 10, 11 oben, 12, 13, 17, 19, 22, 23, 25, 26, 27, 33, 34, 37, 38, 39, 40, 42, 45, 48, 49, 51, 57, 61, 62, 64, 65, 67, 84, 91, 112, 113, 120, 126, 127, 129, 130, 131, 133, 139
Tropical Retreats: 70
Univ.-Klinik f. Unfallchirurgie Graz: 6
Verlagshaus der Ärzte: 21

Hans-Jörg Pruckner, Gerald Bachinger, Monika Berthold

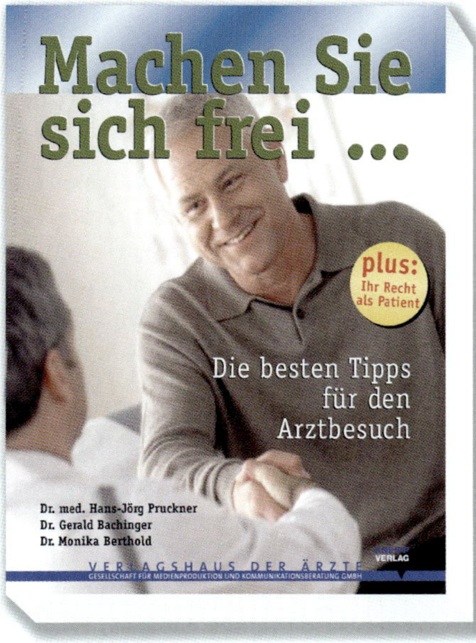

Machen Sie sich frei ...

Die besten Tipps für den Arztbesuch

Zu nahezu allen Krankheiten gibt es Ratgeber. Aber der Besuch beim Arzt, ein für viele Patienten häufig unangenehm empfundener Termin, wird meist nicht thematisiert. Dabei gibt es hier Vieles zu beachten, und wer richtig informiert ist, geht mit medizinischen Untersuchungen weit lockerer um. Dieses Buch bietet daher alles Wichtige zum Thema Gesundheit: ausgehend von der Selbstverantwortung über die größten Risiken bis hin zu Vorsorgeuntersuchungen, Impfungen, Selbstbehandlungen und der richtigen Zusammenstellung der hauseigenen „Apotheke“. Es geht der Frage nach, wann man unbedingt zum Arzt muss und welcher dann der richtige ist. „Angst vor dem weißen Mann“, Hemmungen, optimale Terminvorbereitung und Tipps für das Gespräch mit dem Arzt bilden weitere Schwerpunkte. Was passiert nach der Diagnose, vor allem bei schlechten Nachrichten? Das Buch bietet Hilfe zur Bewältigung und weiterführende Informationen, behandelt aber auch das leidige Thema Medikamentendisziplin. Tipps für den Krankenhausaufenthalt mit Informationen über Narkosearten, Medikamenteneinnahme und den operativen Eingriff nebst möglichen Komplikationen sollen dazu beitragen, durch Wissen Angst zu nehmen. Breiten Raum wird den Patientenrechten gewidmet. Alle wichtigen Aspekte von der Selbstbestimmung über Organentnahmen, Patientenverfügungen, Informations-pflicht, Kunstfehler oder Beschwerden werden leicht verständlich und kompetent beschrieben.

AUTOREN:

Dr. Hans-Jörg Pruckner ist niedergelassener Allgemeinmediziner in der Steiermark sowie Obmann der Bundeskurie niedergelassener Ärzte in der Österreichischen Ärztekammer. Dr. Gerald Bachinger ist Patientenanwalt von Niederösterreich, Dr. Monika Berthold Chefredakteurin von Medizin populär. Zahlreiche Einzelbeiträge wurden zudem von verschiedenen bekannten österreichischen Fachärzten verfasst.

ISBN 3-901488-29-4, Format 16 x 20 cm, brosch., 160 Seiten, viele Farbabbildungen

Euro 14,90 | SFR 25,80

Gabriele Fischer, Karin Gruber

Warum Frauen gesünder leben & Männer früher sterben

Geschlechtsbezogene Krankheitsbilder

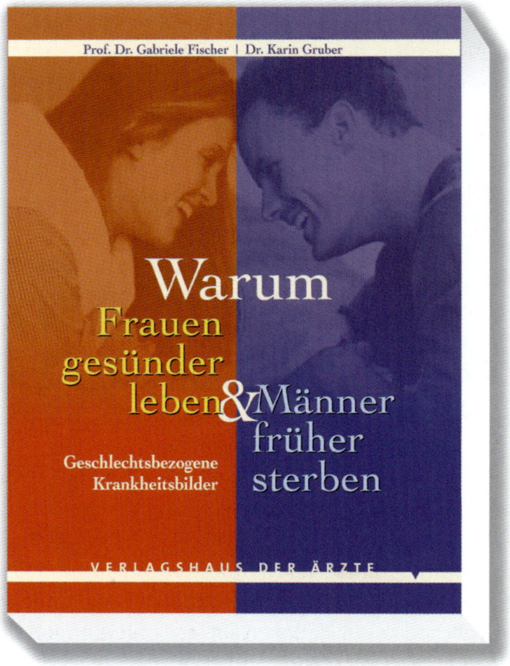

Derzeit findet ein Wandel in der Sichtweise der Medizin statt. Viele Studien belegen, dass die geschlechtsspezifisch orientierte Medizin von größter Bedeutung ist und dabei helfen kann, Krankheiten noch besser zu therapieren. Doch was ist wirklich dran an der geschlechtsspezifischen Sicht der Medizin? Was sind typisch weibliche, was typisch männliche Krankheiten bzw. Therapieansätze? Stellen Frauen und Männer ihre Leiden bereits bei der Beschreibung in der Praxis „geschlechtsspezifisch" dar? Und was tun beide Geschlechter für ihre Gesundheit? Das Buch bietet eine fundierte Aufarbeitung geschlechtsspezifischer Unterschiede in Form einer medizinischen Gegenüberstellung: „das andere Geschlecht besser verstehen". Anhand wichtiger Themen auf der „körperlichen Ebene" wie Herz-Kreislauf, Hormone, Altern, Osteoporose usw. werden unterschiedliche Reaktionsweisen des Körpers herausgearbeitet. Die „psychische Ebene" zeigt den geschlechtsspezifischen Umgang mit dem eigenen Körper und behandelt Themen wie „Lebensstil & Gesundheit", Seelenleben, Umgang mit Stress, Risikoverhalten etc.

AUTORINNEN:

Univ.-Prof. Dr. Gabriele Fischer arbeitet an der Universitätsklinik für Psychiatrie in Wien und befasst sich seit Jahren mit geschlechtsspezifischer Medizin.
Dr. Karin Gruber arbeitet als Medizinjournalistin.

ISBN 3-901488-44-8, Format 16,5 x 22 cm, 200 Seiten, viele Farbabbildungen

Euro 19,90 | SFR 33,50

Maximilian Ledochowski

Gesund essen & trotzdem krank

Nahrungsmittelunverträglichkeiten erkennen und behandeln

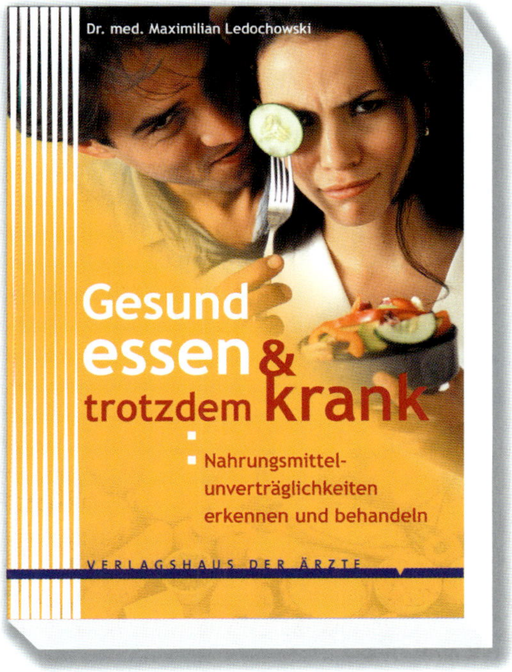

Nahrungsmittelunverträglichkeiten sind auf dem Vormarsch. Immer mehr Patienten klagen über Bauchschmerzen und wissen oft nicht, dass diese auf bestimmte konsumierte Nahrungsmittel zurückgehen können. Was dann meist als „Reizdarmsyndrom" unzureichend beschrieben wird, entpuppt sich bei genauerer Untersuchung nicht selten als Unverträglichkeit.

Einführende Bemerkungen zu Ernährung, Verdauung, Hunger und dem Darm als Ökosystem helfen, die für Unverträglichkeiten entscheidenden Prozesse im eigenen Körper besser zu verstehen.

Mit der Fruktosemalabsorption, der Laktoseintoleranz, der Histaminose oder der Kohlenhydratmalabsorption werden wichtige Krankheitsbilder ausführlich und verständlich vorgestellt. Beleuchtet wird zudem, ob die so genannten „gesunden" Nahrungsmittel auch wirklich immer gesund sind und welche Risiken sich in Fertiggerichten verbergen.

AUTOR:

Univ.-Doz. Dr. Maximilian Ledochowski ist Lehrbeauftragter der Medizinischen Universität Innsbruck sowie Betreiber eines Instituts für ernährungsmedizinische Forschung.

ISBN 3-901488-45-6, Format 16,5 x 22 cm, 160 Seiten, viele Farbabbildungen

Euro 14,90 I SFR 25,80

VERLAGSHAUS DER ÄRZTE

Hans-Jörg Pruckner, Gerald Bachinger, Monika Berthold

Machen Sie sich frei ...

Die besten Tipps für den Arztbesuch

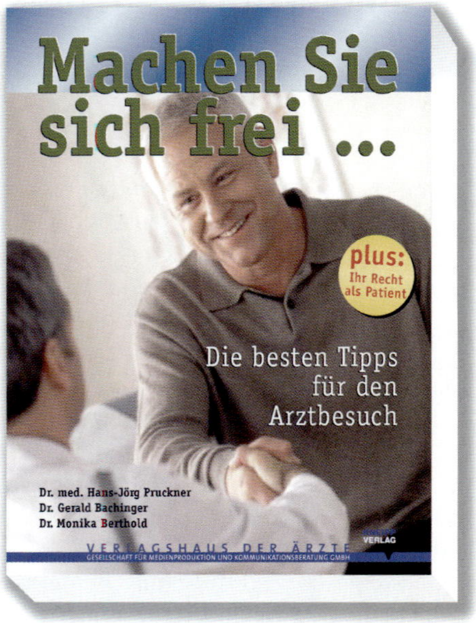

Zu nahezu allen Krankheiten gibt es Ratgeber. Aber der Besuch beim Arzt, ein für viele Patienten häufig unangenehm empfundener Termin, wird meist nicht thematisiert. Dabei gibt es hier Vieles zu beachten, und wer richtig informiert ist, geht mit medizinischen Untersuchungen weit lockerer um. Dieses Buch bietet daher alles Wichtige zum Thema Gesundheit: ausgehend von der Selbstverantwortung über die größten Risiken bis hin zu Vorsorgeuntersuchungen, Impfungen, Selbstbehandlungen und der richtigen Zusammenstellung der hauseigenen „Apotheke". Es geht der Frage nach, wann man unbedingt zum Arzt muss und welcher dann der richtige ist. „Angst vor dem weißen Mann", Hemmungen, optimale Terminvorbereitung und Tipps für das Gespräch mit dem Arzt bilden weitere Schwerpunkte. Was passiert nach der Diagnose, vor allem bei schlechten Nachrichten? Das Buch bietet Hilfe zur Bewältigung und weiterführende Informationen, behandelt aber auch das leidige Thema Medikamentendisziplin. Tipps für den Krankenhausaufenthalt mit Informationen über Narkosearten, Medikamenteneinnahme und den operativen Eingriff nebst möglichen Komplikationen sollen dazu beitragen, durch Wissen Angst zu nehmen. Breiten Raum wird den Patientenrechten gewidmet. Alle wichtigen Aspekte von der Selbstbestimmung über Organentnahmen, Patientenverfügungen, Informations-pflicht, Kunstfehler oder Beschwerden werden leicht verständlich und kompetent beschrieben.

AUTOREN:

Dr. Hans-Jörg Pruckner ist niedergelassener Allgemeinmediziner in der Steiermark sowie Obmann der Bundeskurie niedergelassener Ärzte in der Österreichischen Ärztekammer. Dr. Gerald Bachinger ist Patientenanwalt von Niederösterreich, Dr. Monika Berthold Chefredakteurin von Medizin populär. Zahlreiche Einzelbeiträge wurden zudem von verschiedenen bekannten österreichischen Fachärzten verfasst.

ISBN 3-901488-29-4, Format 16 x 20 cm, brosch., 160 Seiten, viele Farbabbildungen

Euro 14,90 | SFR 25,80